Marlene Faro
›An heymlichen orten‹   Männer und der weibliche Unterleib

Marlene Faro

›An heymlichen orten‹

Männer und der weibliche Unterleib

Eine andere Geschichte der Gynäkologie

RECLAM
LEIPZIG

Besuchen Sie uns im Internet:
www.reclam.de

© Reclam Verlag Leipzig, 2002
1. Auflage, 2002
Mit 27 Abbildungen
Umschlaggestaltung: Gabriele Burde
unter Verwendung des Bildes »Ligeia«
von Fernand Khnopff
Autorenfoto: lisbeth k.
Gesetzt aus Slimbach ITC und Futura
Satz: Reclam Verlag Leipzig
Druck und Bindung: Sachsendruck, Plauen
Printed in Germany
ISBN 3-379-00785-4

Inhalt

Wie dieses Buch entstanden ist ...

Manche Idee rieselt und knistert wie ein Sandkorn jahrelang im Hinterkopf hin und her, und ganz unvermutet bietet sich eine Gelegenheit, sie in die Tat umzusetzen. So ist es der Autorin dieses Buches nach einem Gespräch mit Maria Koettnitz vom Reclam Verlag Leipzig ergangen. Eine Geschichte der Gynäkologie sollte es werden, exakt recherchiert und flott geschrieben, kein medizinisches Nachschlagewerk und kein Ratgeber, sondern ein Leitfaden für interessierte Frauen, um so manche Bewertung ihres Körpers besser verstehen zu können, um Zusammenhänge von Medizin und Alltag zu schildern und um die eine oder andere Kuriosität aufzuzeigen.

Dann hat die Autorin dieses Buches einen Frühling und einen Sommer zwischen alten Folianten am »Institut für Geschichte der Medizin« in Wien verbracht – und der Blickwinkel der vorliegenden Arbeit hat sich radikal geändert. Aus Interesse ist Fassungslosigkeit geworden, und viel zu oft hat die Autorin angesichts der Schilderungen grausamster Fälle das dringende Bedürfnis nach wenigstens ein paar Schritten an der frischen Luft verspürt. Aus der geplanten »Geschichte der Gynäkologie« ist »Eine andere Geschichte der Gynäkologie« geworden. Sie wurde ganz ausdrücklich NICHT in Angriff genommen, um Männer, also männliche Frauenärzte, an den Pranger zu stellen. Aber erschreckende Tatsache ist, daß ausgerechnet Gynäkologen, also jene Ärzte, die mit den intimsten und ureigensten Leiden und Nöten der Frauen befaßt waren, sich immer wieder voller Kälte und Verachtung über ihre Patientinnen geäußert haben.

Das kranke Weib sei ihm »sattsam« bekannt, schreibt Professor Max Runge, langjähriger Direktor der Göttinger Universitäts-Frauenklinik. »Der Mann steht um ganze Tierklassen höher als das Weib«, diagnostiziert Professor Lorenz Oken, Begründer der Gesellschaft deutscher Ärzte und Naturforscher. »Die rauschenden Röcke einer Frau werden niemals Trost bringen«, höhnt der berühmte Münchner Anatom Theodor von Bischoff in seiner Schrift »Das Studium und die Ausübung der Medicin durch Frauen«.

Gynäkologen haben sich zu allen Zeiten angemaßt, nicht nur über den Körper der Frau zu befinden, sondern über »das Weib« an sich. »Legen Sie es mir nicht als Dünkel aus, wenn ich den im Alter etwas vorgeschrittenen, verheiratheten und erfahrenen Frauenarzt für diejenige Person halte, welche unter den Männern vielleicht am meisten befähigt ist, das Weib objectiv zu beurtheilen«, befindet Professor Runge ohne falsche Bescheidenheit. Diese weitverbreitete Selbsteinschätzung der Ärzteschaft hat für die Frauen fatale Folgen gehabt. Gar nicht so sehr durch die oft genug grausamen Handlungen von männlichen Ärzten an Frauen, sondern durch die Schlußfolgerungen, welche die Herren Professoren aus ihrer jahrzehntelangen Tätigkeit zogen. Die Geschichte der Frauenheilkunde ist auch eine Geschichte von Macht und Ohnmacht, von Tätern und Opfern. So haben Gynäkologen als Gutachter vor Gericht die Rechtsprechung beeinflußt und mit ihren Diagnosen die Situation der Frauen in der Gesellschaft zementiert. »Je besser die Schulen, desto schlechter die Wochenbetten« – das wußte nicht nur der Volksmund, sondern solches wurde auch von Ärzten als wissenschaftliche Erkenntnis wieder und wieder niedergeschrieben. Erst 1908, also vor weniger als hundert Jahren, wurden die Universitäten in Preußen endgültig für Frauen geöffnet. Vier Jahre später, 1912, wurde in Weimar der »Deutsche Bund zur Bekämpfung der Frauenemanzipation« gegründet, dem zahlreiche Gynäkologen angehörten. Solche Zusammenhänge sind den meisten Geschichtsschreibern nicht einmal eine Fußnote wert – und haben dennoch gewiß größere Auswirkungen gehabt als so manche Schlacht.

Frauen betreten heute helle, freundliche und chromblitzende Gynäkologenpraxen, die Diagnose erfolgt mittels modernster Technik, mit Hormonbefund und Ultraschall. Aber tausend Jahre Vorurteile über den weiblichen Körper lassen sich nicht innerhalb von ein, zwei Generationen wegdesinfizieren. Noch im vergangenen Jahrhundert haben Gynäkologen bei Kurzsichtigkeit die Entfernung der Clitoris empfohlen, wurden Frauen bei Gebärmutterentzündung mit Stromstößen zwischen die Beine traktiert.

»Historische Gerechtigkeit besteht darin, daß man jede Leistung im Lichte ihrer Zeit betrachtet«, schrieb einer der bedeutendsten Ärzte des 19. Jahrhunderts, der Pathologe und liberale Sozialpolitiker Rudolf Virchow. Dieser Satz besitzt eine große Wahrhaftigkeit. Er fordert Toleranz und Verstehen, wo wir versucht sind, aus der Position unseres heutigen Wissensstandes zu richten – gerade auch beim vorliegenden Thema. Von Rudolf Virchow stammt aber auch einer der »Klassiker« unter den gynäkologischen Weisheiten: »Das Weib ist eben Weib nur durch seine Generationsdrüse.«

So haben Männer quer durch die Jahrtausende über Frauen geurteilt – und wir wundern uns, weshalb so viele Vorurteile unausrottbar scheinen. Aber »Ideen sterben ja nicht, weil sie offiziell nicht mehr gelten«, schreibt die Schweizer Medizinhistorikerin Esther Fischer-Homberger in ihrem Buch »Krankheit Frau«. Die Frau als Mißgeburt, als halbfertiger Mann etwa – diese Vorstellung des Philosophen Aristoteles aus dem 4. Jahrhundert vor Christus wird heute wohl kaum mehr allzu viele bekennende Anhänger finden, wenigstens nicht in der westlichen Welt. Und dennoch beschreibt ein so kluger Kopf und gewiß frauenfreundlich gesinnter Autor wie Dietrich Schwanitz in seinem Buch »Männer. Eine Spezies wird besichtigt« anno 2001 die Rätselhaftigkeit der Frau für den pubertierenden Knaben immer noch über den scheinbar unvollkommenen und angsteinflößenden weiblichen Körper:

> »… Daß da, wo bei ihm jenes fast unabhängige, demonstrative selbstständige Wesen hervortritt, ein Nichts ist. Der Vergleich mit dem Phallus macht aus dem weiblichen Schambereich eine aufdringliche Abwesenheit … Ein unbekanntes Wesen, von dem es noch nicht einmal Abbildungen gibt und von dem niemand jemals erzählt. Von ihm gehen gleichermaßen süße Versprechungen und furchteinflößende Schrecken aus … Selbst der Teufel, heißt es, sei beim Anblick eines weiblichen Geschlechtsteils zutiefst erschrocken.«

Die weiblichen Genitalien als Quelle magischen Zaubers, als Ursprung von Wollust und Sexualität, als Hort des Lebens, als Ursache von Siechtum und Krankheit. Aus pubertierenden Knaben werden erwachsene Männer, aus manchen Männern werden Frauenärzte. Die Ansichten der heutigen Gynäkologen sind sehr bewußt aus diesem Buch ausgeklammert, jede Frau kann zu diesem Thema wohl ein paar Anekdoten liefern. Obwohl sich die große Mehrheit der männlichen Ärzte des 21. Jahrhunderts gewiß um einen einfühlsamen und verständnisvollen Umgang mit ihren Patientinnen bemüht, ist der Gang zum Gynäkologen auch für moderne, selbstbewußte Frauen immer noch mit höchst zwiespältigen Gefühlen verknüpft. Wie mag wohl unseren Urgroßmüttern zumute gewesen sein?

Eine Widmung zu formulieren, das wäre der Autorin vermessen erschienen. Aber die Zeilen dieses Buches sind voller Mitgefühl und Respekt für unzählige Generationen von Frauen geschrieben, die wehrlos an sich her-umschneiden, sich betasten und begutachten lassen mußten. Ihr stummes Leiden und Ausgeliefertsein wenigstens nachträglich zu schildern, ist der wichtigste Beweggrund gewesen, dieses Buch zu schreiben.

Professor August Mayer, ehemaliger Direktor der Universitäts-Frauenklinik Tübingen, zog in seinen 1961 erschienenen Erinnerungen »50 Jahre selbst erlebte Gynäkologie« das Fazit: »Wir brauchen Frauenthrone, zu denen der Mann aus tiefstem Respekt hochschauen kann.«

Nun ja, mit »Frauenthronen« ist das so eine Sache ... Den meisten Frauen hätte es wohl zu allen Zeiten genügt, als ebenbürtig angesehen zu werden.

Wien, im Dezember 2001   *Marlene Faro*

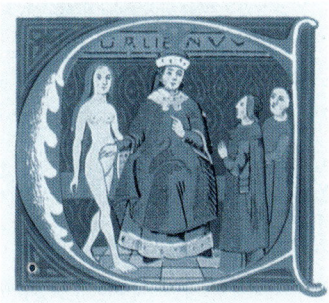

Anatomische Vorlesung an der
Lebenden, 15. Jahrhundert

Scham, die 1) die Gesamtheit der äußeren
weiblichen Geschlechtsorgane
2) unlustbetonte Gefühlsreaktion, die von
vegetativen Erscheinungen (Erröten, Herz-
klopfen, Zittern) begleitet sein kann und
durch soziale Zusammenhänge bedingt ist:
zum einen durch das Eindringen anderer in
die eigene Intimsphäre, zum anderen durch
die Einsicht in ein tatsächliches oder ver-
meintliches Versagen.

»Der Gesundheits-Brockhaus«

1 Tausend Jahre Peepshow – der männliche Blick auf die weibliche Scham

Als Jeanne d'Arc 1430 der Prozeß gemacht und ihre vielgerühmte Jungfräulichkeit von Frauen untersucht wurde, saß der Herzog von Bedford in einem Versteck, »in loco secreto«, höchstwahrscheinlich hinter einem Vorhang, und sah zu. Ob das intime Betasten eines nackten Frauenkörpers den hohen Herrn erregt hat, darüber schweigen die Quellen diskret. Denn merke: Gelehrte Männer machten sich selbstverständlich stets nur aus rein wissenschaftlichen Gründen zwischen den Beinen einer Frau zu schaffen oder inspizierten ihre Brüste, Erregung und Wollust schienen ihnen gänzlich fremd.

Es ist eine geradezu groteske Verdrängung, die sich durch die wissenschaftliche Literatur und die vielen pseudowissenschaftlichen Werke zum Thema Frauenheilkunde und Gynäkologie durch die Jahrhunderte zieht: Männer haben die intimsten Körperteile der Frau begutachtet, betastet und beschrieben – und fast immer so getan, als ob es sich dabei um ein unverfängliches Organ wie den kleinen Zeh handeln würde. In keinem der Bücher, in keiner der Quellen, die für diese etwas »andere Geschichte der Gynäkologie« herangezogen wurden, findet sich auch nur ein einziger Satz über männliche Schamgefühle in dieser heikelsten aller Situationen zwischen Arzt und Patientin oder wenigstens über männliches Unbehagen.

Bis ins vergangene Jahrhundert hatten die Röcke einer anständigen Frau gleichsam den Boden zu berühren, aber es wurde ebendieser Frau zugemutet, mit ihren ureigensten körperlichen Nöten einen fremden Mann aufzusuchen, sich aller Wäsche und Unterröcke zu entledigen und sich diesem fremden Mann in einer Nacktheit darzubieten, die kaum je der eigene Mann zu Gesicht bekam. Wenn den Frauen so etwas wie Schamgefühl zugestanden wurde, dann vor allem in bezug auf ihre Mängel und Fehler. »Das Schämen ist ein schmerzliches, unangenehmes Gefühl über eine Unvollkommenheit«, diagnostizierte der hochangesehene sächsische Frauenarzt Johann Christian Gottfried Jörg 1832 in seinem »Handbuch der Krank-

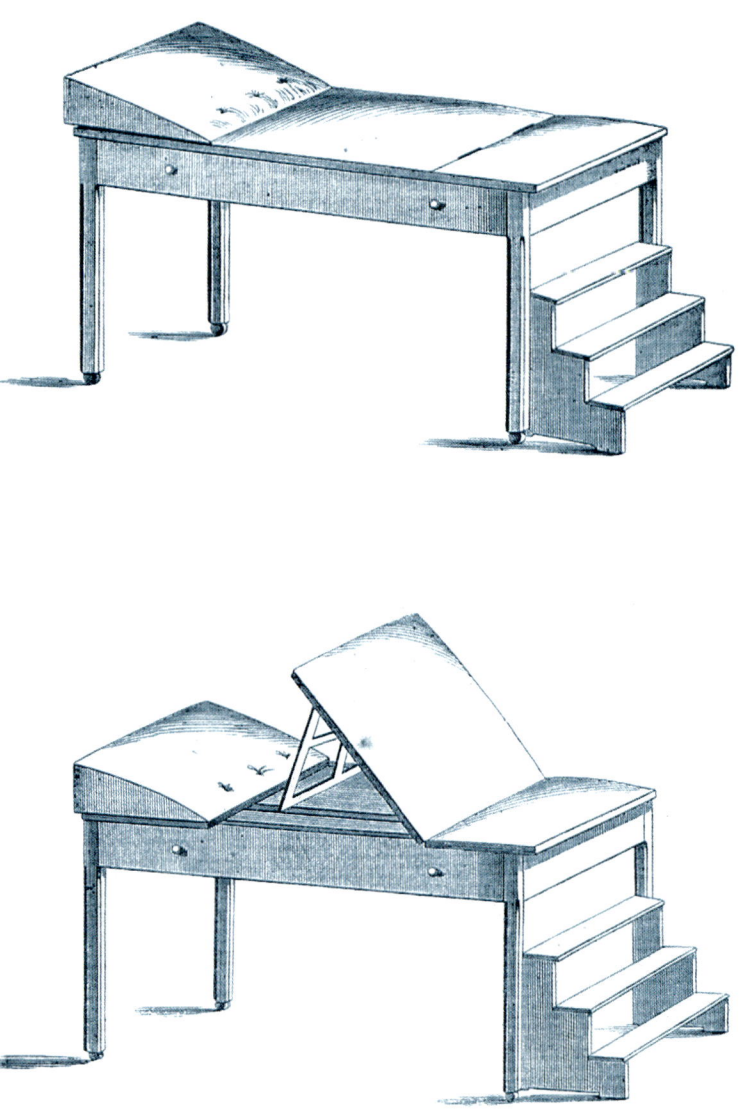

Untersuchungstische aus dem 19. Jahrhundert

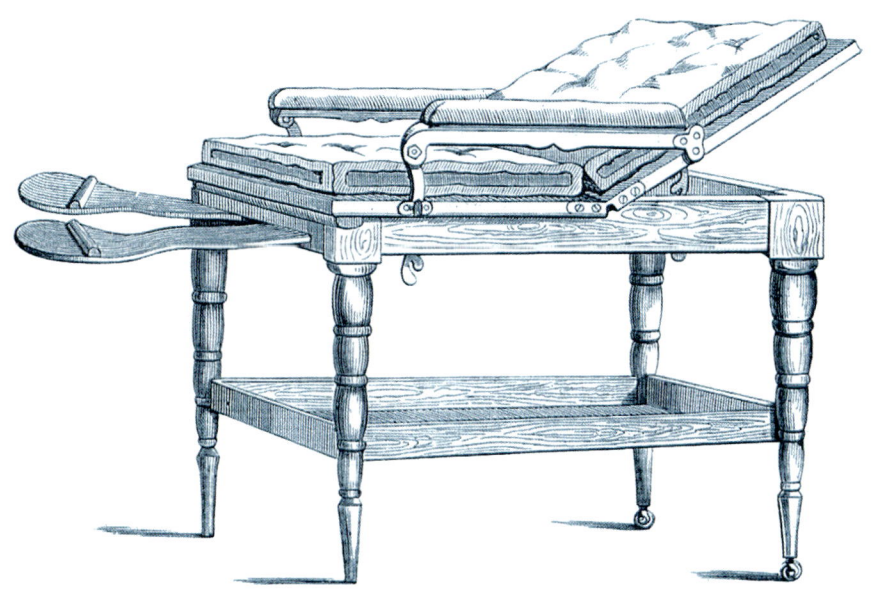

heiten des Weibes«, und zog den Schluß: »Ein Weib ohne Schaamhaftigkeit ist eine Verneinung der Natur. Gewiß wurden die Geschlechtstheile mit dem Namen der Schaamtheile belegt, weil sie am Körper die unvollkommensten sind und daher am allermeisten zum Schämen veranlassen müssen.«

Frauen hatten sich also zu schämen – oder auch nicht, je nachdem, wie es die Situation verlangte. Wenn sie halbnackt in Hörsälen der männlichen Studentenschaft vorgeführt wurden, dann war für Zimperlichkeiten kein Platz. Mit Spekulum (also dem Gebärmutterspiegel) und Uterussonde ausgestattet, drang die Ärzteschaft des 19. Jahrhunderts ins Innere der Frau vor, um »alles so zu sehen, wie es noch kein Mann je zuvor gesehen hatte«, erinnert sich der berühmte anglo-amerikanische Frauenarzt James Marion Sims in seinen Memoiren. Mr. Sims ist als Operateur der Scheiden-Blasenfistel in die Medizingeschichte eingegangen, die er an Plantagensklavinnen im amerikanischen Süden erprobte, nicht zuletzt zum Wohle ihrer Besitzer, denn die Scheiden-Blasenfistel konnte sogar bei abgehärteten Baumwollpflückerinnen zu Arbeitsunfähigkeit führen. Nicht immer wurden ihm seine Patientinnen von ihren besorgten Eigentümern gebracht. Mindestens in einem Fall ist verbürgt, daß sich Doktor Sims eine Sklavin extra kaufen mußte, um an ihr zu experimentieren.

Auch in Deutschland hatten die Ärzte so ihre Schwierigkeiten, sich die nötigen Anschauungsobjekte und Versuchskaninchen zu besorgen, wenn sie nicht auf anatomische Präparate in Weingeist zurückgreifen wollten. Bis vor wenigen Jahrzehnten sind in der gynäkologischen Literatur Ausdrücke wie »klinisches Material«, »Unterrichtsmaterial«, »Anstaltsmaterial« oder »schwangeres Material« für Frauen selbstverständlich. Und mit »Material« wurde eben entsprechend umgegangen, zum Glück für die Azubis der Frauenheilkunde konnten sich gerade die Allerschwächsten der Gesellschaft edle Tugenden wie die von Doktor Jörg gepriesene »Schaam« einfach nicht leisten. Für sie wurden eigene »Accouchieranstalten« (accouchieren, frz.: entbinden) gegründet, wo arme, unverheiratete Frauen kostenlos gebären konnten und sich dafür von den Studenten untersuchen lassen mußten.

Der Göttinger Frauenarzt Friedrich Benjamin Osiander hat die hehren Ziele der Gebärhäuser in seinen 1794 erschienenen »Denkwürdigkeiten für die Heilkunde und Geburtshülfe« auf den Punkt gebracht:

»Unehelich Schwangeren einen sicheren Aufenthalt zu geben, und sie
wegen dem Wochenbett außer Sorgen zu setzen, ist nur ein Nebenzweck.
Es ist daher sehr unrichtig geurtheilt, wenn man glaubt, dies Haus sey
unehelich Schwangeren wegen da. Mit nichten! die Schwangeren, sie seyen
hernach Verehelichte oder Unverehelichte, sind der Lehranstalt halber da.«

Es wäre doch »schlimm, wenn man die Geschicklichkeit seiner Hände erst bey den in wirklicher Praxi vorkommenden Fällen versuchen sollte«, assistierte der berühmte Frauenarzt Georg Wilhelm Stein der Ältere, der selbst mehr als 3000 Geburten »geleitet« hatte, 1797 in seiner »Theoretischen Anleitung zur Geburtshülfe«. »Niemand zweifelt also wohl, daß die vortreffliche Gelegenheit des hier angelegten Geburtshauses zum Besten der Studirenden, und zur Wohlfahrt des gemeinen Wesens so, und nicht anders genutzt werden müsse.«

Zum Wohl der Wöchnerinnen waren die Anstalten gewiß nicht eingerichtet worden. Frauen, die oft nach Fußmärschen durch Kälte, Regen und Schnee knapp vor dem Geburtshaus ihr Kind zur Welt brachten, wurden von der Schwelle gejagt: »Auch wird keine Person aufgenommen, die hier in der Stadt oder auf einem nahen Dorf solange ihre Geburtsschmerzen abwartete, daß sie das Haus nicht mehr erreichen konnte, ehe sie niederkam, wenn sie auch gleich unweit des Hauses niederkäme.« Ein Ministerialbeschluß von 1846 zu Marburg verbietet ausdrücklich die Aufnahme bereits Niedergekommener, welche »nicht mehr Gegenstand des Unterrichts sein können«. Daß die Mägde, Tagelöhnerinnen und Dienstmädchen praktisch bis zum Einsetzen der Wehen ihre Arbeit in der Küche, im Stall und auf den Feldern zu verrichten hatten, darauf wurde keine Rücksicht genommen.

Da es sich bei den Patientinnen dieser Anstalten um die Ärmsten der Armen handelte, konnten die Mediziner ungehindert »therapieren«, und es bestand kaum eine Hemmschwelle, solche Frauen auch mit den unwürdigsten Maßnahmen zu traktieren, schreibt die Marburger Historikerin Marita Metz-Becker in ihrem Buch »Der verwaltete Körper«, das vom grausamen Alltag in deutschen Gebärhäusern, den Vorläufern der Frauenkliniken, erzählt.

So wurde 1751 in der Berliner Charité eine eigene Entbindungsabteilung für »liederliche Weibsstücke« geschaffen. In Marburg fühlte sich der Anatomieprofessor Johann Wilhelm Christian Brühl so sehr zur Entbindungskunst hingezogen, daß er 1786 »unterthänigst« darum bat, »eine Gefangene auf dem hiesigen Weisen Thurm accouchieren zu dürfen«. Auch begnügte sich Professor Brühl nicht damit, Vorlesungen zu halten, sondern bemühte sich um einen möglichst praxisnahen Unterricht für seine Studenten:

> »Man suchte in einer ziemlich elenden Hütte eine Ecke, wo sich einige Schwangere unterbringen ließen und ihre Wochen halten durften. Die Studirenden gingen sodann darauf aus, hier und da ein Bettelmensch aufzutreiben und hin zu schleppen. Die Sache war in allem Betracht unvollkommen, ärmlich, ja es hätte bald soweit gehen mögen, daß der trollige Aufzug des Elends und Behelfs das mitleidigste Herz zum Lachen brachte; so hatte man zum Beispiel einige Bretter, die ehemals eine Bettspanne abgegeben hatten, gezwungen, einen Geburtsstuhl zu figuriren. Dies Stück von Geburtsstuhl war gewiß einzig in seiner Art, denn es traf sich einmal, daß eine starke Wasserblase unvermuthet sprang, und, siehe da, der ganze Plunder fuhr dem vorsitzenden Studioso ins Gesicht, so daß er sich blindlings retiriren mußte.«

So hatten also wenigstens die Herren Studiosi ihren Spaß, und die Frauen mochten sich damit trösten, daß ihre Körper einem edlen Tun dienten, dem Fortschritt der Wissenschaft. Waren es doch bis weit ins 19. Jahrhundert die gruseligen »Fantome« gewesen, an denen die Lehrlinge der Gynäkologie im Hörsaal ihre Handgriffe übten. Georg Wilhelm Stein hat in seiner »Anleitung zur Geburtshülfe« ein solches Gerät ohne jegliches Mißbehagen beschrieben:

»Diese Maschine, von den Franzosen Fantome genannt, hat zu ihrer Grundlage ein natürliches Frauengerippe, gänzlich ausgestopft und mit Leder bezogen. In dem Becken ist eine künstliche lederne Gebärmutter von natürlicher Größe angebracht, in welcher vermittelst lederner Puppen, von ordentlicher Größe neugeborner Kinder, welche mit natürlichen Kinderköpfen versehen sind, alle Arten widernatürlicher und schwerer Geburten, sie mögen einzig und allein mit der Hand, oder mittelst der Instrumenten operirt werden müssen, verrichtet werden können.
Ja, ich pflege oft allerley schwere Geburtsoperationen mit würklich neugebornen aber todten Kindern, in dieser Maschine vorzunehmen und verrichten zu lassen.«

Erst im 19. Jahrhundert mußten diese grausigen Präparate endlich künstlichen Modellen weichen. Die Geschichten von toten Frauen und Kindern aber, die ausgestopft und mit Leder bezogen als Übungsobjekte (und ganz sicher auch als Zielscheiben für so manchen üblen Scherz) der Studenten dienten, wurden noch lange flüsternd verbreitet – und man kann sich wohl ausmalen, mit welchen Gefühlen Frauen in Not diese Anstalten betraten.
Die Weigerung, sich als »Unterrichtsmaterial« zur Verfügung zu stellen und der demütigenden Behandlung auszusetzen, wurde strengstens geahndet. Marita Metz-Becker schildert in ihrem Buch den Fall der Tagelöhnerin Catharina Schmidt, welche am 21. Dezember 1837 morgens um 8.00 Uhr mit einem unehelichen Kind auf dem Heuboden über dem Viehstall der Müllersleute Ullrich niederkam. Die hochschwangere Frau hatte es wegen der Kälte im Armenhaus der Gemeinde nicht mehr ausgehalten. Sie hatte ihr vierjähriges Kind bei sich, als sie die Ullrichs um Unterkunft bat. Ihre bevorstehende Niederkunft verschwieg sie allerdings aus der berechtigten Angst, man würde sie sonst abweisen. Als der Müller sie am Morgen des 21. Dezember zur Morgensuppe rief, entdeckte er Blut an ihren Armen und Beinen und vernahm ein Weinen im Heu. Zum Verhängnis wurde Catharina Schmidt, die ohne jegliche Hilfe geboren hatte, daß das Kind starb. Die Todesursache lag, wie die Obduktion ergab, in der Entzündung eines Lungenflügels.

Als Antwort auf die Frage, warum sie sich nicht in die Marburger Accouchieranstalt, jenes »sehr heilsame Institut des Staates« begeben habe, führte sie Angst wegen der »dort zur Anwendung kommenden Instrumente und die schmerzliche Behandlung der Gebärwunden durch so viele Kerle« an. »Ich habe die Schwangerschaft Niemandem entdeckt aus Furcht, in das Accouchierhaus von Marburg gebracht zu werden, weil da so viele Doctoren über einen gehen … Es war mir angst vor dieser Anstalt.«

Catharina Schmidt wurde des vorsätzlichen Kindsmords angeklagt – offenbar galt die Entscheidung, sich den tastenden Händen der Studenten zu verweigern, bereits als »Vorsatz« zum Mord – und zu fünfzehn Jahren Zuchthaus verurteilt. Sie starb im Alter von fünfzig Jahren in der »Straf- und Besserungsanstalt zu Cassel« nach vierzehnjähriger Haft »wegen Kindsmord«, wie es im Kirchenbuch der Gemeinde heißt. »Daß es aber die Würde der Frau untergrub, im Gebärhaus ›so viele Kerle‹ an sich herumhantieren zu lassen, stieß vor Gericht auf kein Verständnis«, kommentiert Metz-Becker.

Die angehenden Ärzte brauchten eben nicht nur lederne Fantome, sondern »Material« aus Fleisch und Blut für ihre Ausbildung. Der langjährige Direktor der Marburger Poliklinik, Rudolf Dohrn, beschreibt in seiner »Geschichte der Geburtshülfe der Neuzeit«, erschienen 1904, Szenen aus deutschen Hörsälen:

> »In Erlangen hielt damals der Professor in einem unglaublich dürftig ausgestatteten Auditorium öfters über die einzige, mitten unter den Studenten, an dem runden Tisch sitzende Schwangere seinen Vortrag.
> In Giessen stand in der Unterrichtsstunde die Schwangere hinter einem dicken Vorhang und der Praktikant durfte nur durch einen kleinen Schlitz des Vorhanges seinen Finger in die Genitalien der aufrecht stehenden Schwangeren einführen, worauf der Praktikant über den Befund referierte.
> In Göttingen sah man in der abendlichen Untersuchungsstunde die Schwangere auf einer Art von Katafalk aufgebahrt. Ein von der Decke herabhängender Vorhang verdeckte die Gesichtszüge der Schwangeren den Augen der Studenten. Ein fremder Besucher glaubte in ein Sectionslokal zu kommen.«

So waren die Zustände in Deutschland im 18. Jahrhundert. Noch im 19. Jahrhundert wird der Berliner Gynäkologe und Geburtshelfer Adolf

Gusserow in seiner Antrittsvorlesung anläßlich der Übernahme der Leitung der Zürcher Frauenklinik die allgemeine Einschätzung aussprechen: »Wohl weiß ich, daß viele Stimmen immer noch hier und da laut werden, welche Gebäranstalten als im Prinzip unsittliche Einrichtungen betrachten.« Er hat damit auch auf die geheimnisvollen Abteilungen vieler dieser Anstalten angespielt, in welchen junge Mädchen aus gutem Haus »unter Maske«, also anonym, ihr uneheliches Kind entbinden konnten – das anschließend fast immer zur Adoption freigegeben wurde. Ein gewisser Max Winter, der in einer entsprechenden Einrichtung in Wien das Licht der Welt erblickt hatte, hat sich später voller Bitterkeit die Szenerie rund um seine Geburt ausgemalt:

»Sie ist die Mutter Nr. 28 von 1876. Sie erhielt diese Protokollzahl, als sie am 25. März in die Anstalt trat. Dann erzählt das Protokoll nur noch, daß sie einen Monat später am 26. April einen Knaben entbunden und daß dieses Kind am 29. April notgetauft entlassen wurde. Unbekannt wohin und an wen. Die ›Mutter Nr. 28‹ aber ging, los und ledig aller Pflicht, am 6. Mai aus dem alten Klosterbau. Wie mögen sich doch ihre Freundinnen und Freunde gefreut haben, als sie von der langen Reise so wohlbehalten zurückkehrte, und wie gut mag sie Jahre später die Myrte gekleidet haben!«

Wie es in einer solchen Braut unterm Myrtenkranz ausgesehen haben mag, die ein Kind geboren hatte und nun ihrem Bräutigam Jungfräulichkeit vorgaukeln mußte, das läßt sich nur erahnen. Der schöne Schein mußte in jedem Fall gewahrt, den Erwartungen der Männerwelt entsprochen werden.

Welche Vorfälle sich noch im 20. Jahrhundert während Gynäkologie-Vorlesungen zugetragen haben, das wird in den Memoiren des ehemaligen Direktors der Tübinger Frauenklinik, Professor August Mayer, aus dem Jahre 1961 höchst anschaulich geschildert:

»Ein besonderes Verpflichtungsgefühl hatte ich als Arzt und Mensch immer auch den – sehr oft in Narkose vorgestellten – Kranken gegenüber. Sie dürfen keinesfalls durch den studentischen Unterricht körperlich geschädigt werden ... Es ist selbstverständlich nicht angängig, daß ein Hörer in der narkotisierten Patientin eine Art ›Unterrichtsmittel‹ sieht, auf dessen Ausnützung er unter Hinweis auf Kolleggeld Anspruch erhebt ... Als ich einem Hörer einmal die ›Nachuntersuchung‹ der narkotisierten Patientin verweigerte, warf er mir im offenen Hörsaal eine Pistolenforderung an den Kopf.«

Die Aufforderung zum Duell konnte glücklicherweise »über einer guten Flasche Wein« aus der Herrenwelt geschafft werden. Professor Mayer schließt seine Erinnerungen an »50 Jahre selbst erlebte Gynäkologie« mit einem milden Verweis gegen »zweideutige Redensarten« von angehenden Frauenärzten: »Zoten reißen konnten auch die Pferdeknechte meines Vaters, dazu braucht man nicht Universitätsprofessor zu werden.«

Da liest es sich schon vergnüglicher, was der hochangesehene ehemalige ostdeutsche Frauenarzt und Direktor der Berliner Universitäts-Frauenklinik, Helmut Kraatz, an Hörsaal-Erinnerungen zu bieten hat:

»Ich setzte nie eine Patientin dem Zwang aus, sich im Unterricht vorstellen zu lassen, wenn sie es nicht wollte. Aber das trat ganz selten ein. Ich erlebte sogar das Gegenteil. Bei einer Visite fiel mir eine Patientin auf, weil sie sich im Gegensatz zu ihrem sonstigen offenen und mitteilsamen Verhalten verschlossen und vergnatzt benahm. Ich fragte geradeheraus, was los sei. Ihre Antwort: ›Herr Professor, alle Patientinnen, die in diesem Zimmer liegen, haben Sie schon im Hörsaal vorgestellt, mich nicht. Ich bin wohl nicht interessant genug?‹«

So drängte es die Frauen in die Hörsäle, jede Geschwulst kam ihnen für einen gelungenen Auftritt gerade recht. Wenn sie sich mit ihren Schmerzen entblößt präsentierten, dann war allerdings Vorsicht vor weiblicher List und Tücke geboten. Der Vorstand des Tübinger Institutes für Geburtshilfe bis 1849, Professor Leopold Sokrates Riecke, legte seinen Studenten diesbezügliche Wachsamkeit eindringlich nahe:

> »Was das Benehmen des Arztes bei einem Examen betrifft, so muß der Umstand, daß man es mit einem Weibe zu tun hat, die allgemeinen Regeln des Betragens modifizieren. Vielleicht läßt sich alles in folgende Sätze zusammendrängen:
>
> 1. Man denke an die E i g e n t ü m l i c h k e i t e n d e s w e i b l i c h e n W e s e n s , das feinere weibliche Gefühl, seine Schamhaftigkeit, Zurückhaltung gegen den Mann als Arzt. Seine Weichheit, Sanftheit, Gelassenheit, sein feiner, schneller Verstand, sind Umstände, die das Examen erleichtern. Seine List, Leichtsinn, Launen, Eitelkeit erschweren es manchfach. Das erste Auftreten des Arztes, wenn es mit Delikatesse, Schonung, Anstand, edler Unbefangenheit geschieht, flößt aber in den meisten Fällen schnell volles Vertrauen ein.
>
> 2. Ausserdem hängt der Ton und die Sprache des Examens von dem Alter, Stand, Rang, Bildungsgrad und dem sittlichen Charakter der zu Examinie-

renden ab. Sehr junge und unverheiratete Frauenzimmer verlangen bei ihrer Schüchternheit, Zurückhaltung und Unwissenheit einen auffordernden Ton. Ältere verheiratete Frauen verlangen Ernst und Achtung. Vornehme und fein gebildete fordern eine gebildete Sprache; dagegen kommt man mit einer Bäuerin am besten fort, wenn man in herablassendem Ton und in ihren Provinzialismen mit ihr spricht.

3. Die meisten Frauen erzählen zwar höchst unordentlich, alles verwirrend; aber der Arzt kann leicht die Geschichte ordnen und die Lücken durch zweckmäßige Fragen füllen. Dabei wolle der Arzt nicht auf jede seiner Fragen eine bestimmte Antwort; die Miene, die Schamröte reichen oft vollständig zur Antwort hin.«

> So war es also dem erfahrenen Frauenarzt durchaus möglich, noch aus den verworrensten weiblichen Schilderungen einen Sinn herauszuhören oder auf Grund von Schamesröte auf den Wangen einer nackten Frau die Diagnose zu stellen. Professor Max Runge, Direktor der Universitäts-Frauenklinik zu Göttingen, zieht in seinem Werk »Das Weib in seiner geschlechtlichen Eigenart«, 1900 bereits in vierter Auflage erschienen, ebenfalls seine Schlußfolgerungen aus jahrzehntelanger Praxis im Umgang mit weiblichen Eigenheiten. Der Autor wendet sich bezeichnenderweise mit den Worten »Meine Herren« an seine Leserschaft:

»Die Scham gebietet dem Weibe die V e r h e i m l i c h u n g der sexuellen Vorgänge, insbesondere die alle Monate wiederkehrende Menstruation wird so sorgfältig wie möglich verborgen und allerhand Listen werden ersonnen, um das Bestehen dieses Vorganges der Umgebung, namentlich der Männerwelt völlig zu entziehen. Auch in der Schwangerschaft schämt sich besonders in der ersten Hälfte derselben bis zur Wahrnehmung der Kindesbewegungen die junge Frau. Auch sie wird durch allerlei Künste und Mittelchen verheimlicht.

Niemand wird über die Zulässigkeit solcher Verheimlichung und Täuschung rechten wollen. Wohl aber entsteht die Frage, ob diese während des grössten Theils des Lebens angewandten kleinen Mittel der Vorstellung nicht durch Gewöhnung eine N e i g u n g z u r T ä u s c h u n g u n d z u m T r u g entstehen lassen oder begünstigen, die vielleicht auch auf andere Dinge übertragen wird. Auszusprechen, dass das Weib weniger wahrheitsliebend ist als der Mann, hindert uns für gewöhnlich die Galanterie. Die Thatsache besteht aber unzweifelhaft. Zur Bekräftigung derselben haben wir die Erfahrung des Frauenarztes kaum nöthig. Ich erinnere an Beispiele aus dem socialen Leben. Sie ist den Zollbeamten an den Grenzen sehr wohl bekannt, und die Fahndung auf Schmuggelware wird beim Weibe meist genauer und häufig auch erfolgreicher ausgeführt wie beim Mann. Ich erinnere ferner an die allbekannte Thatsache, dass viele ehrbare Frauen das Alter ihrer Kinder auf Eisenbahnfahrten ohne Scheu herabsetzen, wenn sich dadurch eine kleine Fahrpreisermässigung oder freie Fahrt erzielen lässt.«

Solche Absätze klingen für unsere Ohren gewiß komisch – und sind dennoch ungeheuerlich. Einer der angesehensten deutschen Gynäkologen, Direktor einer Universitätsklinik, erklärt vor gerade mal hundert Jahren Charaktereigenschaften wie Lügen und Betrügen als frauentypische Merkmale, die ihre Ursache im weiblichen Schamgefühl haben. Auch den Satz von Friedrich Nietzsche, »Nichts wäre törichter, als den Frauen das Lügen verbieten zu wollen«, haben Frauenärzte gerne zitiert. So wurde im Hörsaal von der Kanzel herab gepredigt, was sich augenzwinkernd bis heute fortpflanzt. Die Grenzlinie zwischen »Wissenschaft« und »Stammtischsprüchen« ist manchmal schwer zu ziehen …

Immer wieder ist es die Sprache selbst, die in den Büchern über Frauenheilkunde betroffen macht. Oft läßt die Kälte, mit der grausamste Fälle beschrieben werden, frösteln. So lobt der Wiener Professor Johann Stur in seinem 1932 erschienenen Aufsatz »Die Leistungen von Georg Prochaska (1749–1820) für die Gynäkologie« ausdrücklich das »schöne und ausdrucksgewandte Latein«, in welchem der Herr Kollege seitenlang die Eröffnung des krebszerfressenen Leichnames »einer ungefähr 50jährigen Frau« beschrieb. Der berühmte Göttinger Frauenarzt Georg Wilhelm Stein hat 1780 eine »arme Schuhmacherfrau« aus Kassel durch Kaiserschnitt, ohne Betäubung, von ihrem zehnten Kind entbunden und sich an dem bloßliegenden Körper erfreut:

> »Es war jetzt wunderschön anzusehen, wie die braunrothe Gebärmutter in der ganzen Bauchwunde bloß lag, und bei jedem Athemzuge gleichsam bemühet war, durch die äussere, aber nur allzuenge, Bauchwunde durchzudrängen.«

Erst als der Herr Professor dann »die Bauchmuskeln durchschnitten hatte, so daß man allda sogleich das weisse Darmfell sehen konnte, schien die Frau einige Empfindung von Schmerz zu verrathen«.

Mehr als eineinhalb Jahrhunderte später freut sich Professor Georg Winter, ehemaliger Direktor der Universitäts-Frauenklinik zu Königsberg in Preußen, in seinen 1944 erschienenen Erinnerungen »Mein wissenschaftliches Lebenswerk« – die er im Vorwort den akademischen Kollegen als »hohen Genuß« in Aussicht stellt – über so manche günstige »Gelegenheit«:

»Die zahlreichen Kindersektionen, welche ich als pathologisch-anatomischer Assistent auszuführen hatte, gaben mir Gelegenheit zu Beobachtungen ...«
»Ein tödlich verlaufender Fall von Hyperemesis gravidarum gab mir Gelegenheit, mich eingehend mit derselben zu befassen.«

Bei »Hyperemesis gravidarum« handelt es sich um übermäßig starkes bis unstillbares Erbrechen bei Schwangeren. Die Patientin hat sich also vor dem Herrn Professor zu Tode gekotzt. Leidende Frauen wurden durchaus interessiert betrachtet, anschließend wurde das »Material« aus dem Blickfeld des Professors und der Praktikanten »entfernt«.
Der Hang des Mannes zu wissenschaftlichem Studieren und Katalogisieren hat auch vor den sekundären Geschlechtsmerkmalen der Frau nicht haltgemacht. So wird in dem Buch mit dem erschöpfenden Titel »Die herrschenden Krankheiten des schönen Geschlechtes in der Blüthe des Lebens in großen Städten; die moralischen und psychischen Ursachen derselben, die traurigen Folgen, die sie auf das geistige und körperliche Wohlseyn ausüben, die Mittel ihnen gänzlich vorzubeugen« von Leopold Fleckles, erschienen 1832, auf die verdienstvollen Untersuchungen des Geheimrates von Sömmering verwiesen, welcher die Auswirkungen des Schnürmieders für die Brüste junger Mädchen einer streng akademischen Musterung unterzogen hatte. Friedrich Wilhelm Scanzoni, »königl. bayerischer geheim Rath, Professor der Geburtshülfe und Gynaekologie an der Julius-Maximilians-Universität zu Würzburg, Commandeur des kaiserlich russischen St. Annen-Ordens, Ritter des königl. Verdienstordens der bayerischen Krone und des königl.bayer. St. Michaels-Ordens«, hat uns ebenfalls seine gewissenhaften Beobachtungen aus dem Jahre 1859 hinterlassen:

»An den beiden Seiten der vordern Brustwand des Weibes, zwischen der dritten und sechsten Rippe, liegen jene drüsigen Organe, welche nach der Geburt des Kindes dazu bestimmt sind, den materiellen Zusammenhang zwischen der Mutter und dem Kind noch durch eine gewisse Zeit zu erhalten, indem sie eine Flüssigkeit absondern, welche dem kindlichen Organismus in den ersten Perioden seines extrauterinalen Lebens die für seinen Fortbestand nöthigen Nahrungsstoffe beinahe ausschliesslich zuführt. Diese Organe sind die B r u s t e , und das von ihnen gelieferte Secret ist die M i l c h . Die F o r m der weiblichen Brust ist je nach der Race des Individuums, seinem Alter, der grössern oder geringern Anzahl der überstandenen Geburten u.s.w. verschieden. Während die Brust eines jungfräulichen, der kaukasischen Menschenrace angehörenden Weibes die Form einer Halbkugel besitzt, stellen diese Organe bei gewissen Völkerstämmen, so bei den Hottentotten, Negressen, Lappländern u. s. w. schlaff herabhängende, zitzenförmige Säcke dar.

Auch die G r ö s s e der weiblichen Brust ist äusserst wandelbar ... Nach einigen Beobachtern sollen auch einzelne Volksstämme in dieser Beziehung von der Natur besser ausgestattet sein, als andere; so haben die Italienerinnen, die Französinnen im südlichen Frankreich, die Spanierinnen und Engländerinnen meist nur kleine, runde Brüste, während sich die deutschen Weiber, insbesondere die Bewohnerinnen Oesterreichs, Baierns und Böhmens und nicht minder die von Schweden, Polen, Holland und endlich die Schweizerinnen durch grosse volle Brüste auszeichnen sollen. Die Z a h l der menschlichen Brüste beschränkt sich in der Regel auf 2.«

Solche Erkenntnisse ließen die Kollegenschaft nicht ruhen. Bernhard Bauer, Spezialarzt für Gynäkologie in Wien, hat sich in seinen 1925 in dreiundvierzigster (!) Auflage erschienenen Betrachtungen »Wie bist du, Weib?« eingehend mit demselben beschäftigt. Von »Achselhöhlenduft« über »Perversion« bis »Zote« ist kein Themenkreis ausgelassen. Mit der »Entwicklung des Busens« hat sich der Autor intensiv auseinandergesetzt, er weiß von den unglaublichsten Bräuchen zu berichten:

> »In Persien findet man die Brüste der Frauen eher klein als übermäßig ausgebildet ... sodaß in diesem oder jenem Fall die Brustwarze beim Säugungsgeschäft nicht entsprechend hervortritt. Doch auch dafür gibt es in diesen Ländern eine ganz eigenartige Sitte; man läßt nämlich an solche Brüste junge Hunde anlegen, welche die Brustwarze entsprechend hervorsaugen und so nach und nach eine entsprechende Entwicklung derselben bewirken. Noch merkwürdiger als dieses Verfahren, bei dem die jungen Hunde das gut machen sollen, was ein Miederleibchen verbrochen hat, berührt uns eine andere Mitteilung, wonach – man lache nicht! – sich die

Weiber einiger Nomadenstämme Persiens auf den Marktplätzen der größeren Städte melken lassen und ihre Milch becherweise an altersschwache Greise verkaufen! Ähnliches wird übrigens auch von anderen Autoren über die Frauen der Seestädte Chinas berichtet, die ihre eigene Milch geschäftlich auszunützen gelernt haben. Legt ein Schiff nach längerer Reise an einem dieser Hafenplätze an, so erscheinen Hunderte von Frauen und verkaufen ihre frisch gemolkene eigene Milch an die Seefahrer, um so den fehlenden Marktbedarf an frischer Tiermilch gegen Entgelt zu decken.«

So verdienten sich also die Frauen in fernen Ländern ein Zubrot, und die Leserschaft in Europa durfte sich an den Schilderungen delektieren. Ein beliebtes Objekt wissenschaftlicher Studien war »die Negerin«. Schon Bauer hatte vorausgesetzt: »Daß die Brüste der Negerinnen schlauchförmige, bis tief gegen den Unterbauch herabhängende Gebilde darstellen, ist ja eine allenthalben bekannte Tatsache.«
Auch in einem Sonderabdruck der »Verhandlungen des I. Internationalen Kongresses für Sexualforschung«, abgehalten in Berlin im Oktober 1926, wird die »vergleichende Sexualphysiologie der schwarzen und der weißen Frau« ausführlich behandelt. Der Autor beschränkt sich dabei nicht nur auf Äußerlichkeiten – »die Brüste der Negerin stehen an Schönheit denen der weißen Frau weit nach« –, sondern befaßt sich weiters mit den tiefenpsychologischen Unterschieden UND Gemeinsamkeiten:

»In ihrer kindlichen Subjektivität, in der Wahl ihrer Mittel, um irgend ein bestimmtes Ziel zu erreichen – nicht mit Hilfe logischer Gründe, sondern mit Hilfe der Stimmung – kurz in all den typisch weiblichen Untugenden ist die Negerin ihrer weißen Schwester auffallend ähnlich. Jene weitgehend instinktive Übereinstimmung der weißen und der schwarzen Frau erklärt sich nach meiner Meinung entwicklungsgeschichtlich dadurch, daß die Differenzierung des Weibes bei allen Rassen weniger weit gediehen ist als die des Mannes.«

Das Werk ist mit zahllosen Abbildungen nackter schwarzer Frauen illustriert, die Bildtexte sind von strenger Wissenschaftlichkeit gekennzeichnet:

»Zu beachten sind: die schmalen Becken, die dünnen Beine, die unschönen Brüste (klein und hängend). Das Gehaben der vier Frauen war indessen typisch weiblich. Die dritte von links nach rechts war ziemlich kühn und scherzhaft, sie streckte mangels anderer Verständigungsmöglichkeit unaufgefordert wiederholt die Zunge heraus und zeigte kokett den die Zungenspitze durchbohrenden Messingring als besonderen Schmuck. Die drei anderen Frauen waren schüchtern und still.«

Auch zum Thema »Orgasmus der Frau« hat der Autor, ein gewisser Robert Stigler, offenbar ausführliche Studien betrieben: »Die Ergebnisse meiner Nachforschungen bei Negerinnen in Uganda und bei dunkelhäutigen Frauen verschiedener Rasse im Sudan und in Ägypten bezüglich des Orgasmus sind durchaus nicht einheitlich.«
Dafür räumt er mit einem Mythos auf, der seine Geschlechtsgenossen in den sogenannten »zivilisierten« Ländern seit jeher beschäftigt hat, nämlich:

> »Der Penis der Neger sei ungewöhnlich groß. Diese Ansicht ist so weit verbreitet, daß sonderbarer Weise z.B. nach der Besetzung von Mainz durch schwarze Truppen in einer Zeitung die höchst lächerliche, geradezu masochistisch anmutende Ansicht wiedergegeben wurde, daß die von den Schwarzen genotzüchtigten weißen Frauen für alle Zukunft schon aus anatomischen Gründen verdorben seien wegen der Dimensionen der Geschlechtsteile des Negers. Der Schreiber meinte offenbar, daß den genotzüchtigten Weibern der kleinere Penis des Weißen in Hinkunft nicht mehr genügenden Reiz abgeben werde.
> Ich kann diese Mitteilungen durchaus nicht bestätigen. Ich habe mehrere Negerinnen gynäkologisch untersucht, es ist mir aber niemals eine besondere Geräumigkeit der Vagina aufgefallen. Jene Mitteilungen sind wohl in das Gebiet der Phantasie zu verweisen.«

Insgesamt kommt der Autor zu dem durchaus selbstkritischen Schluß: »Am allerwenigsten wissen wir über das Geschlechtsleben der F r a u e n primitiver Völker. Das ist nicht zu verwundern, da ja bekanntlich auch die w e i ß e F r a u für die Männer im allgemeinen ein Rätsel ist und auch beim medizinischen Unterricht an dieser Tatsache wenig gerüttelt wird.«
So haben Gynäkologen auf mannigfaltigste Weise versucht, das »Rätsel Frau« zu lüften. Durch Betrachten und Betasten, mit Hilfe von immer feineren Geräten und Instrumenten. Ab und an verstrickt sich ein Herr Doktor, wie etwa der Budapester Frauenarzt Rudolf Temesváry, in unfreiwilli-

ger Komik: »Meiner Meinung nach entspricht die Anwendung eines Gebärmutterspiegels mehr den Anforderungen der modernen Gynäkologie, da man heute nicht mehr gern im Finstern herumtappt.«

Allerdings – lange genug war man in tiefer Finsternis herumgetappt und hatte sich die abstrusesten Ideen über das geheimnisvolle Innere der Frau zurechtgezimmert.

Von der Gebärmutterkröte und anderen Ungeheuern – Vorstellungen vom weiblichen Körper

Daß die Welt keine Scheibe ist, hat sich mittlerweile herumgesprochen. Daß die Frau im Vergleich zum Mann nur ein unvollkommener Mensch ist, diese Ansicht geistert noch immer durch viel zu viele Köpfe und pflanzt sich durch unsere christlich geprägten Jahrhunderte fort wie ein unausrottbares Virus. Jeder Schüler lernt am Gymnasium von den großen Gelehrten der Antike, von Pythagoras über Hippokrates und Plato bis Aristoteles. Leider haben alle diese Männer aber nicht nur ihre gewiß klugen Überlegungen zu Mathematik, Ethik und Philosophie hinterlassen, sondern auch diverse Ergüsse über das unerschöpfliche Thema des Weiblichen. Denn die Sehnsucht, der Körperlichkeit und Sexualität der Frau auf die Spur zu kommen, ist beileibe nicht unserer tabulosen Zeit vorbehalten, sondern scheint so alt wie die Geschichte der patriarchalischen Kulturen. Jene Hälfte der Menschheit, die nicht zu gebären imstande war, hat sich von Anbeginn mit Herablassung und Verachtung über das »schwache Geschlecht« und dessen Körper geäußert.

Das Organ, aus welchem jeder einzelne von ihnen geboren war, ist von den griechischen Philosophen als »Ursache von tausend Übeln« beschrieben worden. Ein unheilvolles »Wesen im Wesen« sei die Gebärmutter, das im Bauch und Brustkorb der Frau herumwandere und »bis in die Augen« steigen könne, wie sich schon die Ägypter auf Papyrushandschriften geängstigt hatten. Hippokrates, der wohl berühmteste aller Ärzte, wollte ebenfalls ein »Umherirren« der Gebärmutter festgestellt haben. Plato fand schließlich den Grund für dieses absonderliche Betragen heraus: Ein »nach Befruchtung gieriges Tier« sei der Uterus. Würde diesem Begehren nicht Rechnung getragen, so beginne es im Körper umherzuwandern, wodurch allerlei Frauenkrankheiten entstünden. Zum Glück weiß der Autor einer heilkundlichen Schrift aus dem alten Rom dem unternehmungslustigen

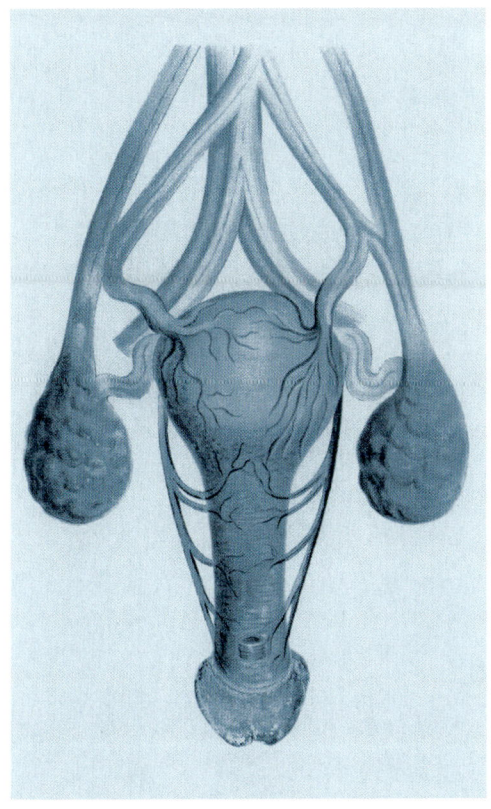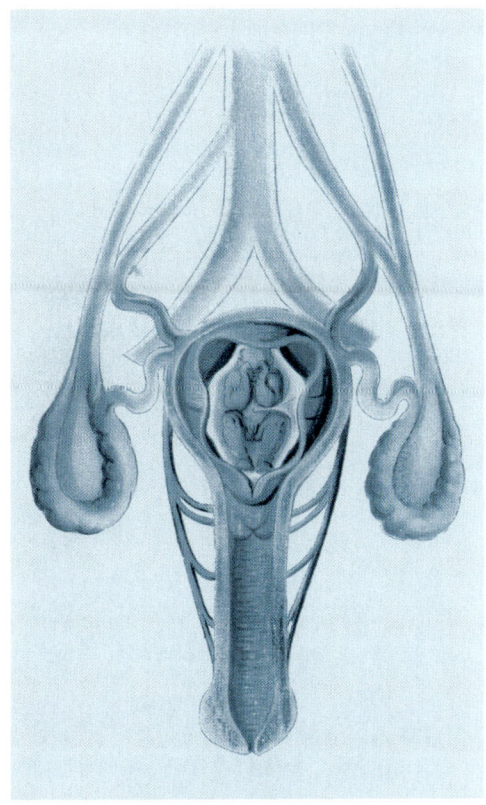

Die »weiblichen Generationsorgane«, 1575

Organ Einhalt zu gebieten: »Es schweift überall umher, erfreut sich an angenehmen Gerüchen und sucht sie auf; übelriechende Dinge aber kann es nicht leiden und flieht dieselben.«

Dementsprechend beliebt waren von der Antike bis zum Mittelalter die sogenannten »Räucherungen« der Geschlechtsteile, um »die Gebärmutter widerumb an ihren Ort zu recht zu bringen«. Aber auch Sterilität wurde mit Hilfe von glimmendem »Räucherwerck« wie »Zimmetrinden, Kalmuss oder Paradeissholtz« diagnostiziert: Die Frau hatte sich mit entblößtem Unterleib auf einen durchbohrten Stuhl zu setzen und wurde von allen Seiten mit Tüchern sorgfältig abgedichtet. Sodann entzündete man unter ihr bestimmte Kräuter. Konnte die Frau den Geruch nicht erkennen, war sie unfruchtbar: Denn konnten die Dämpfe nicht bis zur Nase hochsteigen, dann mußten die inneren Wege verschlossen sein.

Über den berauschenden Effekt von Unterleibsräucherungen mit Honig-kügelchen gerät noch 1894 der Autor des Werkes »Die nichtpathologische Gynaekologie der alten Aegypter« ins Schwärmen: »Die Orientalin bedarf ja nicht nur der Fesselung eines Mannes durch Vorzüge von Gesicht und Wuchs, um ihn zu einer geschlechtlichen Vereinigung zu veranlassen. Sie muß auch bei der Zahl der Rivalinnen während der Ehe sich für den intimsten Verkehr so angenehm wie möglich ihrem Mann gegenüber machen.« Und der Autor schließt voller Bedauern über den Umstand, daß Haremsgepflogenheiten in Mitteleuropa nicht Fuß fassen konnten: »In den sogenannten civilisierten Ländern ist eine kosmetische Pflege der weib-lichen Genitalien nicht im Gebrauche. Denn die Frau wird nicht dazu gezwungen durch ihre eigenen Interessen. Wenn für den Mann die Ge-schlechtsteile seiner Erwählten nicht mehr das verborgenste Geheimnis darstellen, so ist er gesetzlich an diese e i n e gebunden und darf überhaupt nicht mehr wählen. Der Arzt gerade in den civilisirten Ländern findet da-her nur zu häufig Ursache, sogar in den besseren und besten Ständen über das gerade Gegenteil einer Kosmetik der weiblichen Genitalien klagen zu müssen.«

Etwaige Klagen langgedienter Ehefrauen über den kosmetischen Zu-stand männlicher Genitalien werden vom Autor bedauerlicherweise nicht berücksichtigt ...

Aber zurück zu den »ernsthaften« Vorstellungen vom weiblichen Orga-nismus, wie sie bereits vor zweitausend Jahren eine Instanz wie Aristoteles formuliert hat: »Weibchen sein bedeutet eine gewisse Schwäche, weil es nicht imstande ist, Samen ausreifen zu lassen. Somit ist die Frau eine Art zeugungsunfähiger Mann.« Die unglaublichen Leistungen des weib-lichen Körpers wurden umgedeutet in Mängel, Fehlerhaftigkeit und Miß-bildungen.

Neunmonatige Schwangerschaft, Geburt und Stillen galten fortan als ver-gleichsweise geringer Aufwand im Gegensatz zu dem kostbaren Tropfen, der alles erst so richtig in Gang zu bringen vermag. Stellvertretend für die vielen dementsprechenden Kommentare sei Johann Christian Gottfried Jörg mit seinem »Handbuch der Krankheiten des Weibes« von 1832 zitiert:

»Geschlechtlich ist das Weib als sehr abhängig vom Manne eingerichtet. In der Begattung erfolgt von Seiten des Stärkern, des Mannes, eine dynami-sche Einwirkung auf das schwächere Weib. Schwanger zu werden, zu gebären und zu säugen ist es ohne die Unterstützung des Mannes gänzlich

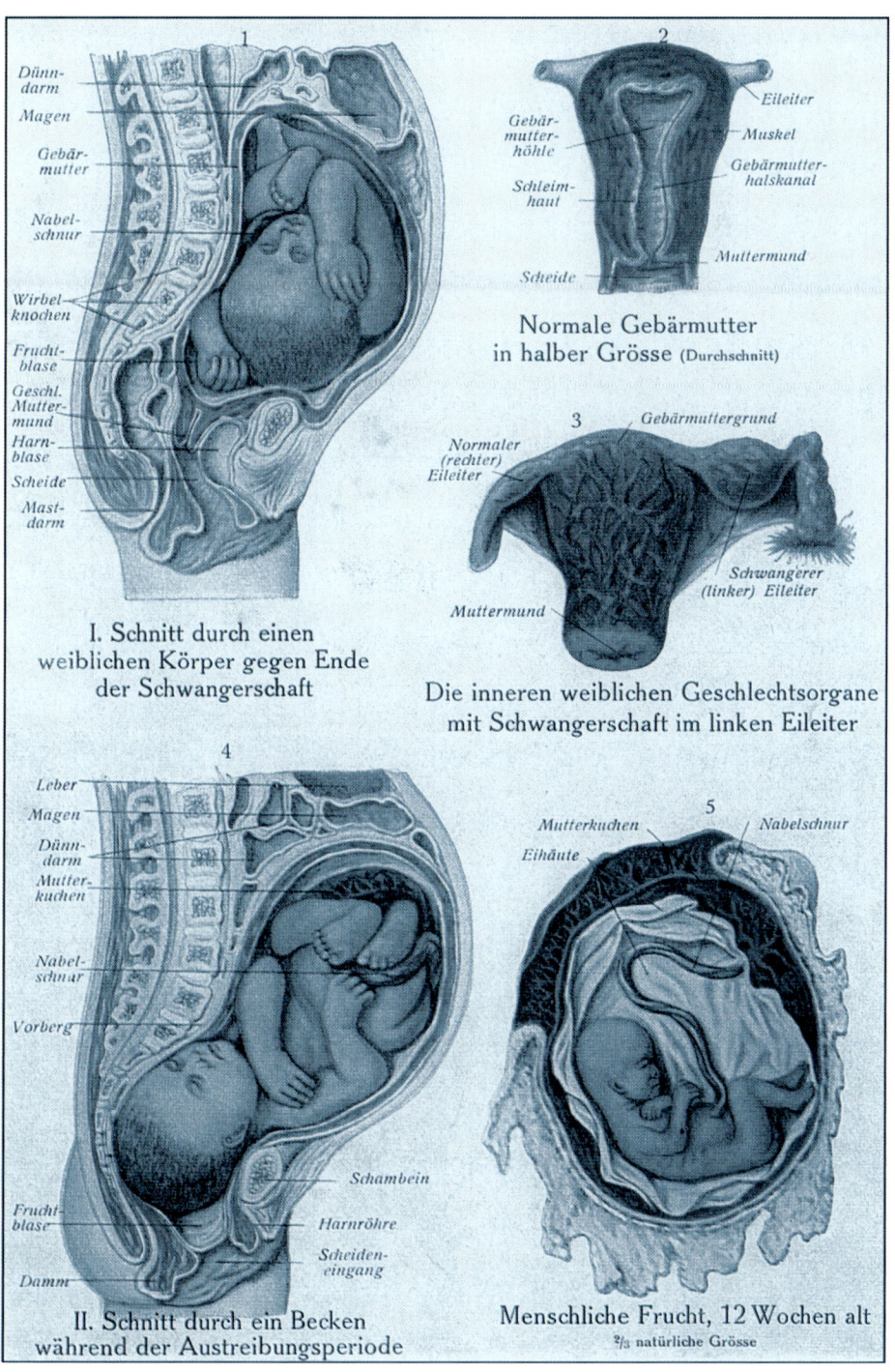

1

Dünn-
darm

Magen

Gebär-
mutter

Nabel-
schnur

Wirbel-
knochen

Frucht-
blase

Geschl.
Mutter-
mund

Harn-
blase

Scheide

Mast-
darm

I. Schnitt durch einen
weiblichen Körper gegen Ende
der Schwangerschaft

2

Gebär-
mutter-
höhle

Schleim-
haut

Scheide

Eileiter

Muskel

Gebärmutter-
halskanal

Muttermund

Normale Gebärmutter
in halber Grösse (Durchschnitt)

3

Normaler
(rechter)
Eileiter

Gebärmuttergrund

Muttermund

Schwangerer
(linker) Eileiter

Die inneren weiblichen Geschlechtsorgane
mit Schwangerschaft im linken Eileiter

4

Leber

Magen

Dünn-
darm

Mutter-
kuchen

Nabel-
schnur

Vorberg

Frucht-
blase

Damm

Schambein

Harnröhre

Scheiden-
eingang

II. Schnitt durch ein Becken
während der Austreibungsperiode

5

Mutterkuchen

Eihäute

Nabelschnur

Menschliche Frucht, 12 Wochen alt
²/₃ natürliche Grösse

Aus »Die Frau als Hausärztin«: Schwangerschaft

unfähig. Ganz anders verhält sich der Mann, dessen Geschlechtsorgane zum Theil über die Aussenfläche des Körpers hervorragend einen Überfluß andeuten und geschlossener, vollkommener und vollendeter gebaut sind. Der Mann bereitet sein Sperma ohne Zuthun des Weibes, und steht deswegen auch weniger abhängig von demselben in der Welt.«

> Man mag sich kaum auszumalen, welch freudige Genugtuung die Technik des Klonens all diesen guten Männern wohl verschafft hätte! So aber mußten sie sich noch mit der Lehre von der »Imaginatio«, der Einbildungskraft, zufriedengeben. Bis ins 18. Jahrhundert wurde der Zeugungsakt als Übertragung des männlichen »formenden Prinzips«, also des Samens, auf die weibliche »Materie«, das Menstrualblut, verstanden. Die Gebärmutter war dazu da, um das Bild des Mannes zu empfangen. Ging alles gut, dann war das Kind ein Abbild des Vaters, also ein Knabe. Mädchen wurden als Mißgeburt empfunden. Frauenarzt Jörg weiß nach jahrzehntelanger Praxis:

»Wenn es aber wahr ist, daß es dem Weibe schwerer fällt, einen Knaben zu bilden, als ein Kind weiblichen Geschlechts, so liegt auch die Ursache am Tage, warum die Mutter den Knaben öfters weit zärtlicher liebt, als das Mädchen, und warum sie sich über seinen Besitz stolzer fühlt, als wenn sie ein Mädchen zur Welt geboren hat; denn allerdings zeigt sich die Gebärerin des Knaben auf einer höhern Stufe der Weiblichkeit, als die Ernährerin eines Mädchens.«

> Wies das Kind eine starke Ähnlichkeit mit der Mutter statt mit dem prägenden Vater auf, dann galt als erwiesen: Die Schwangere hatte wohl allzuviel Zeit eitel vor dem Spiegel herumgetändelt. Auch für Fehlbildungen und Gebrechen wurde die »Imaginatio« verantwortlich gemacht: Heftiges Erschrecken während der Schwangerschaft galt als Ursache für eine »Hasenscharte« oder einen »Wolfsrachen« bei Neugeborenen.
> Nur ganz selten wurde die Lehre von der Einbildungskraft zugunsten einer Frau ausgelegt. So entschied das Parlament von Grenoble 1637, es könne eine Frau, die intensivst von ihrem seit vier Jahren abwesenden Mann geträumt habe, sehr wohl von diesem geschwängert worden sein. Das Urteil fand geteilte Aufnahme. An dieser Imagination sei wohl eher der Parlamentspräsident beteiligt gewesen, zischelten böse Zungen hinter der braven Bürgersfrau her.

Darstellung einer Gebärmutter, 9. Jahrhundert

Noch in der ersten Hälfte des 19. Jahrhunderts wird Zeugung als alleinige Leistung der »befruchtenden Kraft des männlichen Spermas« und als daraus resultierende »Erhöhung« des weiblichen Organismus beschrieben:

»In der Begattung, durch welche die Mutterscheide mehr aufgeschlossen wird und welcher deswegen das Zerreissen und Beseitigen des Wächters der weiblichen Unschuld, des Hymens, vorausgehen muß, werden nicht allein die männlichen und weiblichen Begattungsorgane mechanisch miteinander vereinigt, sondern es erfolgt auch von Seiten des Stärkern, des Mannes, eine dynamische Einwirkung auf das schwächere Weib und besonders auf das Uterinsystem desselben, welche sich füglich als eine Ansteckung, als eine Ermannung oder eine Steigerung der Lebensthätigkeit darstellen läßt; denn wie z. B. die dem Darmkanale zufliessende Galle dessen Verrichtungen kräftig unterstützt, so hebt gewiß auch das der Mutterscheide und der Gebärmutter mitgetheilte Sperma das Uterinsystem auf eine höhere Stufe des Lebens hinauf und spornt dasselbe zu wichtigern Proceßen an.«

Geradezu progressiv mutet da an, wie der Vorgang der Empfängnis bei Franz A. Kiwisch Ritter von Rotterau, dem höchst angesehenen »königl. bayerischem Hofrathe, Universitätsprofessor, Klinikvorstand sowie Vorstand der Abtheilung für heimlich Gebärende zu Prag«, im Jahre 1851 beschrieben wird:

»Man nahm an, dass zur Erleichterung der Aufnahme des Spermas der äussere Muttermund während des Coitus eine eigenthümlich schlürfende Thätigkeit äussere … Diese Art von Thätigkeit erscheint mir als eine physicalische Unmöglichkeit, indem die Erscheinung des Schlürfens nur dort zu denken ist, wo ein luftverdünnter Raum gebildet werden kann, was sich aber am Uterus nicht ergeben kann.
Was die geschlechtliche Aufregung betrifft, so ist sie nur insoweit belangreich, als sie die Innigkeit der geschlechtlichen Verbindung begünstigt, im Uebrigen scheint sie jedoch für den Zweck des Coitus belanglos zu sein, was auch die Erfahrung vielfach bestätigt, indem der Coitus auch ohne alle Aufregung von Seite des Weibes häufig genug ein fruchtbarer ist.
Die geschlechtliche Aufregung des Weibes wird ursprünglich entweder instinktmässig und unmittelbar durch den Anblick und die Annäherung des Mannes hervorgebracht …«

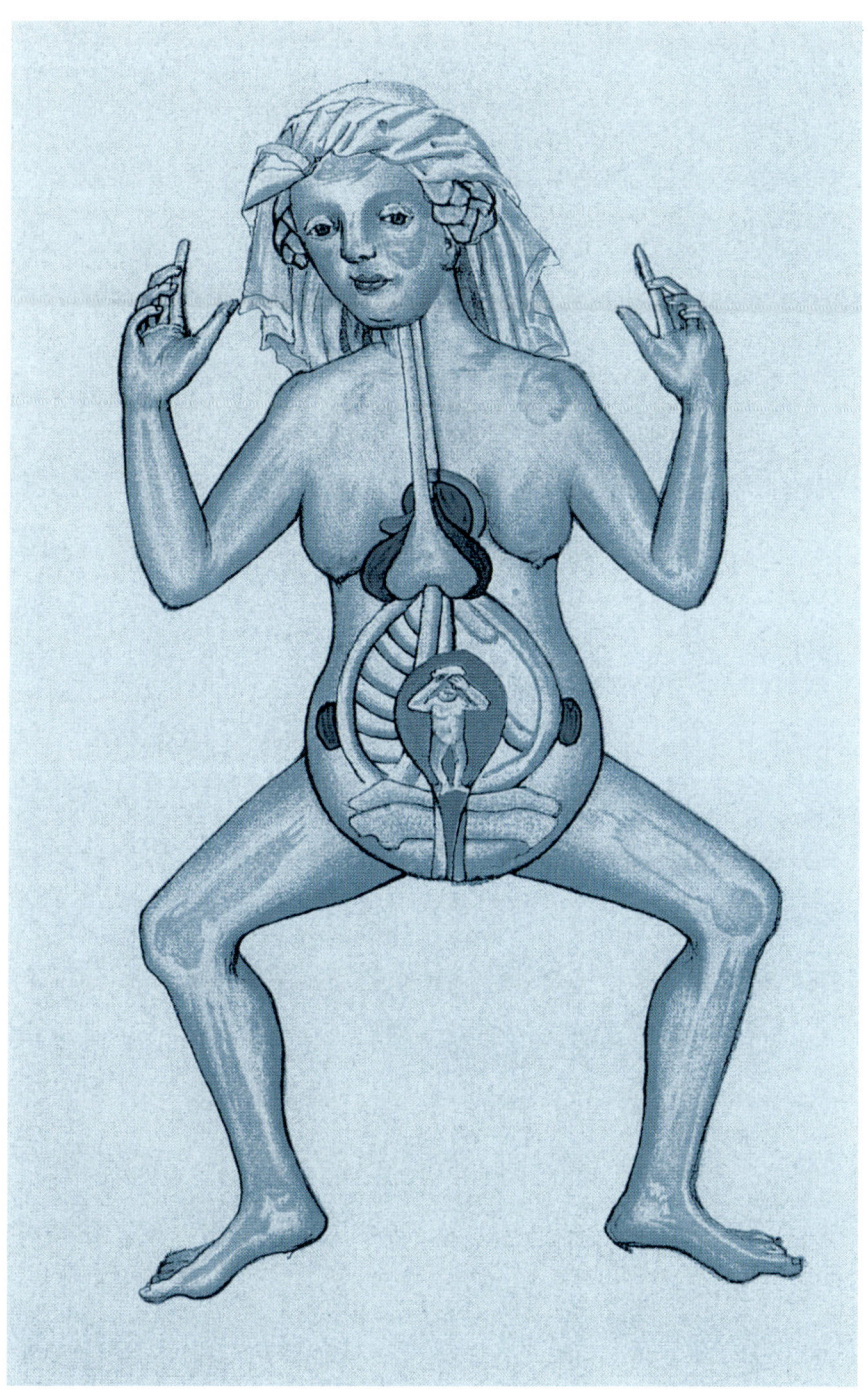

Anatomische Darstellung, 15. Jahrhundert, entdeckt 1906 in der Leipziger Univer-
sitätsbibliothek

So hartnäckig wie die Lehre von der Zeugung mittels Einbildungskraft und Einwirkung des Stärkern auf den Schwächern hielten sich auch die Vorstellungen von der Beschaffenheit des Uterus. Die »zweihörnige« Gebärmutter, wie sie die alten Griechen wohl nach Tiersektionen beschrieben hatten, geisterte bis in die Neuzeit durch medizinische Lehrbücher.

Mit einem »Schröpfkopf« wurde sie verglichen, der »Schnauze eines neugeborenen Hündchens« ähnle der Muttermund. Die urweiblichsten Organe wurden zu verkümmerten Gegenstücken des Mannes umgedeutet: die Eileiter zu Samengängen, die Eierstöcke zu Hoden. Im 17. Jahrhundert prägt der berühmte Arzt und Chemiker Johan Baptista van Helmont den Satz, daß der Uterus die Frau ausmache »wie der Hoden den Hahn«. Ebenfalls um die Mitte des 17. Jahrhunderts beschreibt der Entdecker der menschlichen Eibläschen, der niederländische Anatom Reinier de Graaf, den Eierstock als »testiculus mulieris«, als »Hoden der Frau«. Und Frauenarzt Jörg fordert 1832 noch ganz selbstverständlich: »Die Ovarien sollen den Hoden gleichen. Diese sowohl, als jene, erhalten ihre Bildung in der Bauchhöhle, und erst kurz vor der Geburt wird diesen ein von jenen ganz verschiedener Wohnsitz angewiesen, indem sie nämlich hinauf in das Scrotum steigen.«

Solches schrieben also hochangesehene Frauenärzte. Aber auch das »niedere Volk« war voller Wißbegier über das dunkle, feuchte, geheimnisvolle Innere der Frauen. In den Badstuben des Mittelalters hingen Holzschnitte von »des weibes Leibe, wie er innwendlich gestaltet ist«. An den gewissen Stellen waren auswechselbare Holztäfelchen angebracht, zeigten den Körper entweder züchtig bedeckt oder »wie von Gott erschaffen«. Auf Märkten wurden bunte anatomische Bilderbogen »umb ein clein zimlich gelt« feilgeboten.

Über das »Wesen« der weiblichen Fortpflanzungsorgane kursierten abenteuerliche Theorien. Sowohl die Überlieferungen seit der Antike wie auch die Schmerzen, die im Zusammenhang mit Krankheiten und Geburtswehen offenbar ihren Sitz im weiblichen Unterleib hatten, führten vor allem im süddeutschen Raum zur Vorstellung von der »Gebärmutterkröte«, die im Inneren der Frau herumkrieche, beiße und Schmerzen verursache. In sogenannten Mirakelbüchern des 16. Jahrhunderts und auf bayerischen Votivtafeln aus dem 18. Jahrhundert ist das lästige Tier immer wieder beschrieben und abgebildet worden. In Wachs, Silber oder Eisen gegossen diente es als Opfergabe bei Unfruchtbarkeit, aber auch bei schlichtem Bauchgrimmen.

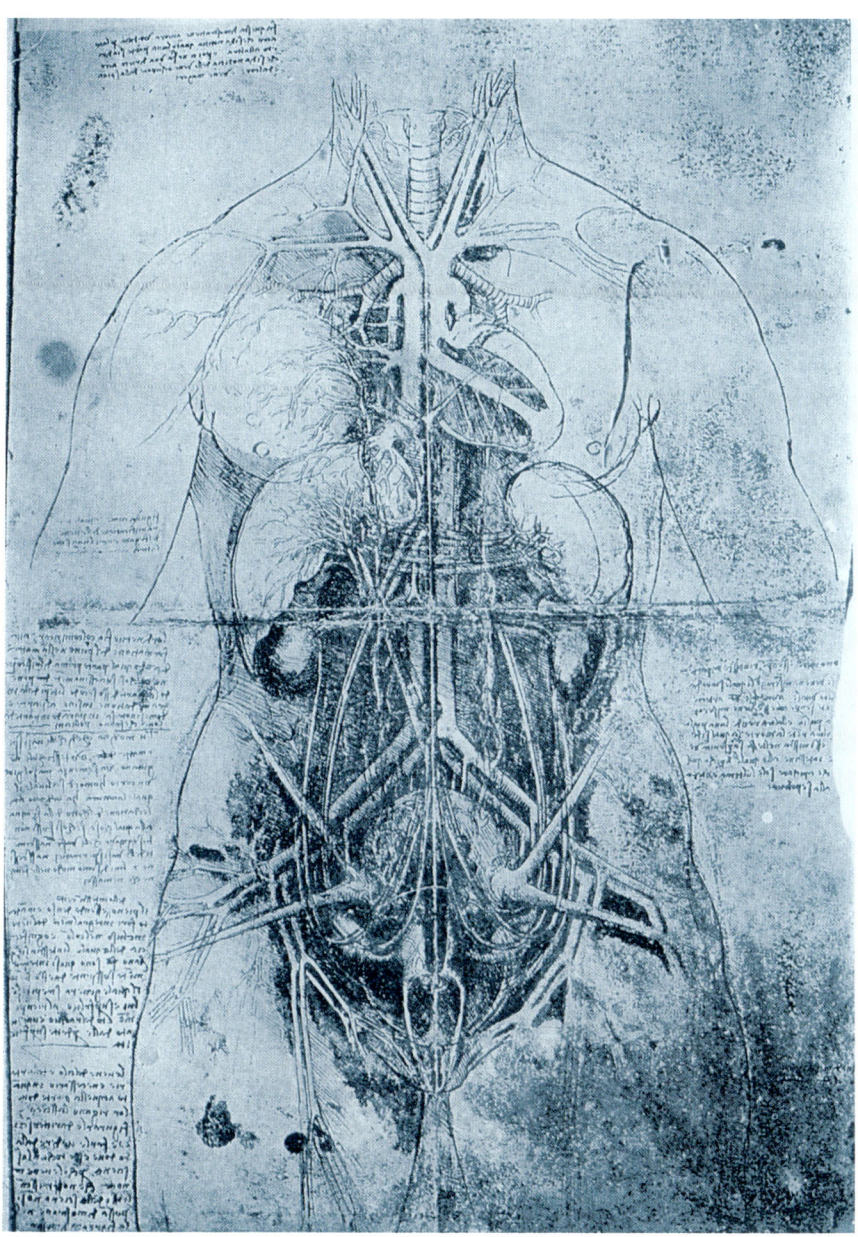

Zeichnung von Leonardo da Vinci

Aus heutiger Sicht, aus dem Blickwinkel unserer vernetzten Welt und Kommunikationssysteme erscheint der unterschiedliche Wissensstand vergangener Jahrhunderte kaum mehr verständlich. Wer würde wohl glauben, daß sowohl die Abbildung auf Seite 37 als auch die unten stehende um 1500 entstanden sind? Angesichts der Zeichnung von Leonardo da Vinci gerät der Dresdner Frauenarzt Fritz Weindler in seiner »Geschichte der gynäkologisch-anatomischen Abbildungen«, erschienen 1908, völlig zu Recht ins Schwärmen:

»Nun ein Geschehnis wunderbarster Art! Mitten in dieser Dämmerungszeit unvollkommenen und zweifelhaften anatomischen Wissens tritt uns plötzlich eine hellleuchtende, künstlerisch und geistig einzigartige Erscheinung entgegen: Leonardo da Vinci (1452–1519), der Schöpfer des Abendmahles und der Mona Lisa. Es ist eine neue, moderne Welt, die sich dem erstaunten Blicke offenbart, in die der Unvergleichliche mit seinem Riesengeiste uns hineinführt, eine Welt, die losgelöst von aller Tradition und leerem Schema allein die große Lehrmeisterin Natur beherrscht. Fast unglaublich erscheint es uns heute, wie bereits im ausgehenden 15. Jahrhundert in dieser vollendetsten Naturtreue die weiblichen Generationsorgane bildlich festgehalten worden sind.«

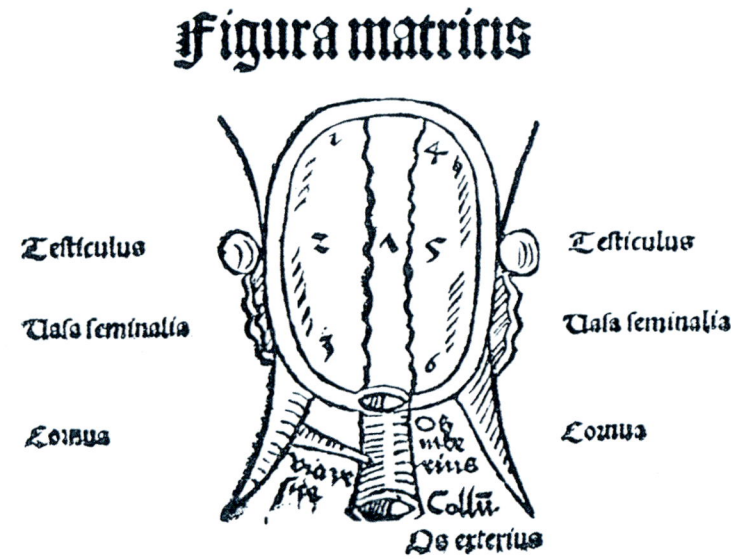

Uterusfigur von Magnus Hundt

Dieser Überschwang wird nachvollziehbar angesichts jener »Abbildung« einer Gebärmutter, wie sie der Leipziger Professor Magnus Hundt in seinem »Antropologium de hominis dignitate, natura et proprietatibus« zur gleichen Zeit zu Papier gebracht hat. Weindler gießt denn auch Spott und Hohn über den bemühten Illustrator:

> »Welch' jäher Absturz in die Tiefe dilettantischer Willkürlichkeit! Alles andere würde man angesichts dieses anatomischen Bilderrätsels erraten – nur nicht die weiblichen Generationsorgane!«

Aber auch die üppig ausgestattete Zeichnung des Carolus Stephanus von 1545 findet nicht das Wohlwollen Weindlers:

> »Echt französischer Geschmack! Dieses Streben nach künstlerisch ansprechender Ausstattung, ohne sich fernhalten zu können vom Übertriebenen und Überladenen, das eigentlich Wissenschaftliche in ein gefälliges Gewand mit viel unnötigem Tand und Flitter einzukleiden, die Sucht nach sensationeller, bewegter Darstellung mit Vorwalten des Nackten – kurz alles ist dramatische Lebendigkeit der Komposition und Kunstbildung, dem das Anatomische sich vollständig unterordnet.«

Zu dieser und ähnlichen französischen (!) Figuren hegt Weindler überdies so seine Vermutungen: »Wer weiß, welchen anderen Zwecken, als gerade rein anatomischen, diese weiblichen Figuren in ihren malerischen Stellungen und wunderlichen Lagen gedient haben mögen!«

Zur gleichen Zeit, wie die beschriebenen Abbildungen entstanden sind, hat jener Mann in deutschen Landen gewirkt, den wohl jeder als großen Arzt und Menschenfreund kennt: Theophrastus von Hohenheim, genannt Paracelsus. Aber ein Freund der Menschen war Paracelsus nur, wenn sie Männer waren. Über Frauen hat er sich voller Verachtung geäußert: »Halbe Kreaturen« seien sie, aus denen »herkommen alle unser krankheiten und unser gebresten, elend und jammer«. Sollte jemand solche starken Sprüche als frauenfeindlich mißverstehen, so findet Paul Diepgen, der Doyen der deutschen Medizingeschichte im 20. Jahrhundert, dem wir z. B. die Studie »Das Analzäpfchen in der Geschichte der Therapie« verdanken, erklärende Worte: »Paracelsus war keineswegs, wie man es bei dem die Welt durchwandernden Junggesellen annehmen könnte, weiberfeindlich eingestellt. Die Hochachtung vor der Heiligkeit der Mutterschaft läßt ihn den Geist

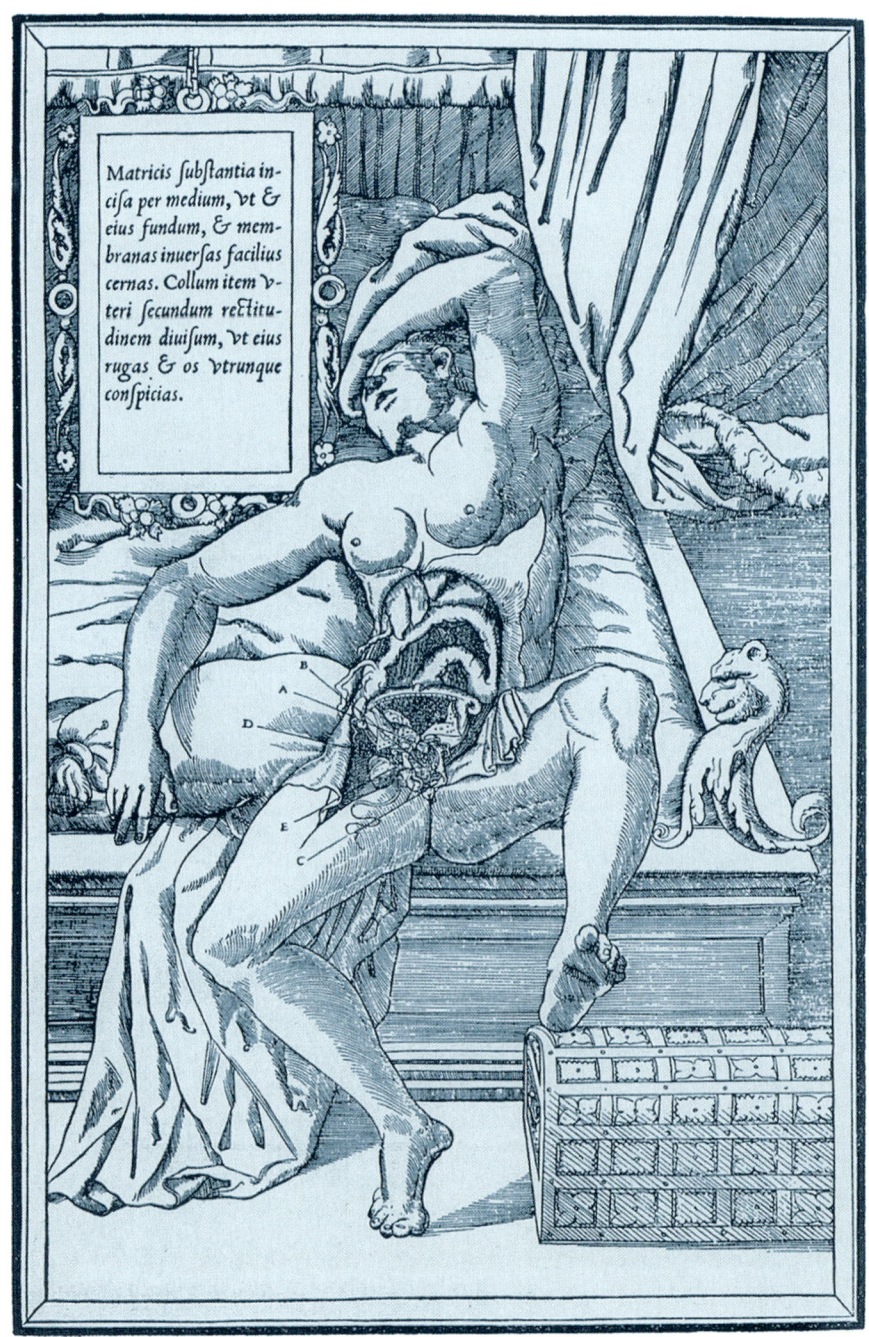

Matricis substantia in-
cisa per medium, vt &
eius fundum, & mem-
branas inuersas facilius
cernas. Collum item v-
teri secundum rectitu-
dinem diuisum, vt eius
rugas & os vtrunque
conspicias.

Französische Darstellung, 1545

Gottes, wie er die ganze Welt und die Natur erfüllt, auch im Weibe und der Gebärmutter sehen, in der sich das Wunder der Zeugung vollzieht, und legt ihm den Ausspruch in den Mund: daher soll man die Frau nicht zur Hurerei mißbrauchen.«

Die Frau als verführerische Eva und Hure, aus deren Unterleib aller Jammer der Welt schlüpft. Die Frau als heilige Mutter, deren Schoß immerhin Männer auszutragen vermag. Auf diese Unterscheidung haben Männer stets Wert gelegt – ob Ärzte, Kirchenfürsten oder schlicht der Mann von nebenan.

Das Christentum hat für die Krankheiten der Frauen kaum mehr Verständnis aufgebracht als die Antike, in einigen Bereichen kam es sogar zu einem Rückschritt. Jahrhundertelang wurde die medizinische Lehre fast ausschließlich vom Klerus kontrolliert. Er brachte wenig Mitgefühl für Eva auf, die doch angeblich Adam verführt und damit die Sünde in die Welt gebracht hatte. So fallen in den Abschriften der Mönche gynäkologische Kapitel einfach unter den Tisch, bei den Abbildungen des weiblichen Körpers fehlen vielfach die Genitalien. Durch diese »Zensur« ist eine der bedeutendsten geburtshilflichen Leistungen der Antike, die Wendung des Kindes im Mutterleib von der Kopflage auf die Füße, jahrhundertelang aus der medizinischen Literatur verschwunden. Erst durch den berühmten Pariser Geburtshelfer Ambroise Paré ist sie im 16. Jahrhundert wiederaufgenommen worden.

Auf dem Konzil von Mâcon war 585 die Frage diskutiert worden, ob die Frau ein vernunftbegabtes Wesen sei oder den Tieren zugerechnet werden müsse. Im Jahre 1811 (nach Christus) wird Lorenz Oken, Professor in Jena, München und Zürich, Begründer der Gesellschaft deutscher Ärzte und Naturforscher, in seinem »Lehrbuch der Naturphilosophie« die Diagnose stellen: »Der Mann steht um ganze Tierklassen höher als das Weib.«

Professor Oken, der gerne mit Goethe und Schelling über anatomische Fragen disputierte, bewies unbekümmert, daß die Männerwelt in den zweitausend Jahren seit der »Imaginatio« des Aristoteles nichts dazugelernt hatte: Die Natur will nur das Höchste erzeugen, also den Mann. Das Weib selbst strebt wieder über sich hinaus. Es will Mann werden, dazu produziert es Eier und wird schwanger. Wenn weibliche Kinder entstehen, so geschieht dies durch ein Mißlingen des weiblichen Planes, einen Knaben zu gebären.

»Es ist, als ob dem Manne im 19. Jahrhundert der Samen buchstäblich zu Kopf gestiegen wäre«, kommentiert die sonst so distanzierte Medizinhisto-

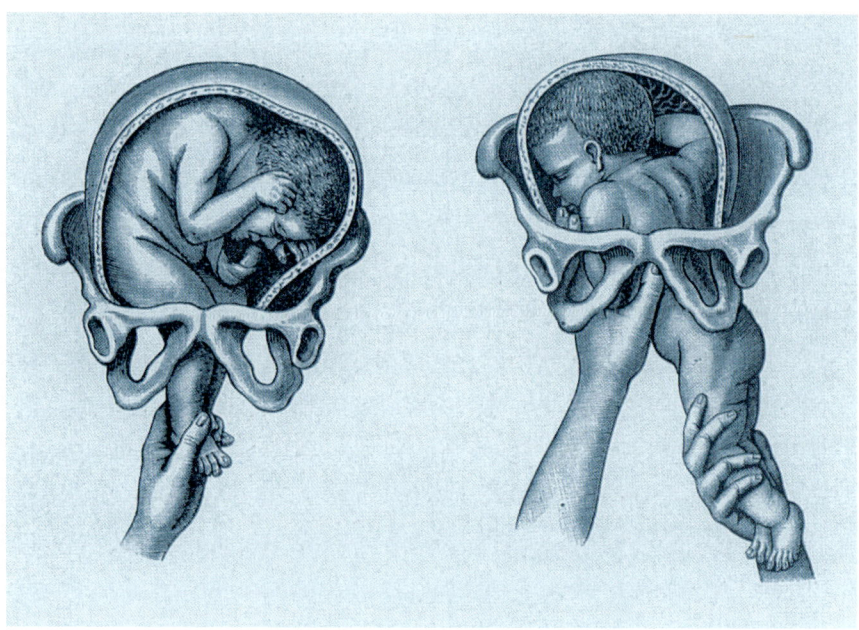

»Wendung auf die Füße«

rikerin Esther Fischer-Homberger in ihrem Buch »Krankheit Frau« solche
und ähnlich »wissenschaftliche« Ergüsse.

Zeitgenössische Frauen haben dies wohl ähnlich empfunden, und so sah
Professor Runge, Direktor der Universitäts-Frauenklinik zu Göttingen, an
der Wende zum 20. Jahrhundert Anlaß zu eindringlicher Warnung:

»Heilsame Schranken sind zwischen den Geschlechtern aufgerichtet. Die
gute Sitte im Verkehr der Geschlechter wird bei allen Kulturvölkern hoch-
gehalten. Allerdings sind emancipationslüsterne Agitatorinnen neuerdings
bestrebt, diesen Schutzwall zu durchbrechen, ihn mindestens aber für
unnöthig zu achten, offenbar, ohne sich die Konsequenzen klar zu machen, die sich aus diesem Culturrückschritt, der Schutzlosigkeit des Weibes
ergeben würden.«

Angesichts der Vorstellungen, Untersuchungen und Behandlungsmetho-
den, mit denen Frauen quer durch die Medizingeschichte malträtiert wurden, erscheint es allerdings ziemlich rätselhaft, auf welchen Schutzwall
Doktor Runge sich bezog.

»Die Therapie sei mit ritterlichem Schweigen übergangen« – gynäkologische Behandlungsmethoden

Trost und Hoffnung, vor allem aber Linderung ihrer Schmerzen, haben auch noch so wohlmeinende Ärzte in den vergangenen Jahrhunderten den Frauen nur selten bringen können. Bei den allermeisten der Eingriffe, die Frauen ohne jegliche Betäubung über sich ergehen lassen mußten, würde heutzutage Amnesty International auf der Stelle einschreiten. Männer schnitten an Frauen herum und heimsten, wenn nach dem hundertsten Versuch eine besonders zähe Person am Leben blieb, die Ehre ein. Unzählige gynäkologische Handgriffe, Instrumente und OP-Techniken sind nach Männern benannt. Die amerikanische Farmersfrau Jane Crawford, an der Ephraim MacDowell im Jahre 1809 zum erstenmal die Operation eines Eierstocktumors wagte, ist eine der ganz wenigen Patientinnen, die nicht anonym geblieben sind. Zur Anerkennung für soviel Pioniergeist – die tapfere Mrs. Crawford ritt in klarer Kenntnis ihres Risikos 60 Meilen bis zur Arztpraxis, wo sie während der gesamten Operation Psalmen betete – wurde ihr sogar ein Denkmal errichtet.

Die Scheu und berechtigte Angst der Frauen vor dem Gang zum Arzt hat viel zum Entstehen der riesigen Geschwülste und Zysten beigetragen, die immer wieder beschrieben werden. Bis zu 25 Pfund schwer sollen manche geworden sein, berichtet etwa der englische Arzt Samuel Ashwell in seinem 1854 in deutscher Übersetzung erschienenen »Handbuch über die Krankheiten des weiblichen Geschlechts«. So habe er selbst eine Eierstockzyste punktiert, welche 10 Pfund Flüssigkeit enthielt. »Die Cyste ist im Museum des Webb-Street-Collegiums aufbewahrt«, vermerkt Ashwell nicht ohne Stolz.

Bis zur Entdeckung von Äther 1846 war ein tüchtiger Schluck Schnaps meist das einzige Narkotikum – kein großer Fortschritt gegenüber den mittelalterlichen Breiumschlägen aus Mohn, Bilsenkraut und Alraunwurzel, die auf die zu eröffnende Körperstelle aufgelegt wurden: »Dann spürt die Kranke nichts.«

Ebenso abenteuerlich klingen andere Heilmethoden. Die bereits beschriebenen »Räucherungen«, Klistiere, Aderlaß und Schröpfkopf konnten wenigstens keinen allzu großen Schaden anrichten. Unterleibsentzündungen wurden mittels ölgetränkter Tampons diagnostiziert und therapiert. Gebärmuttervorfall, meist nach einer Geburt und schwerer körperlicher Arbeit eingetreten, galt bis weit in die Neuzeit nicht als heilbar. In der

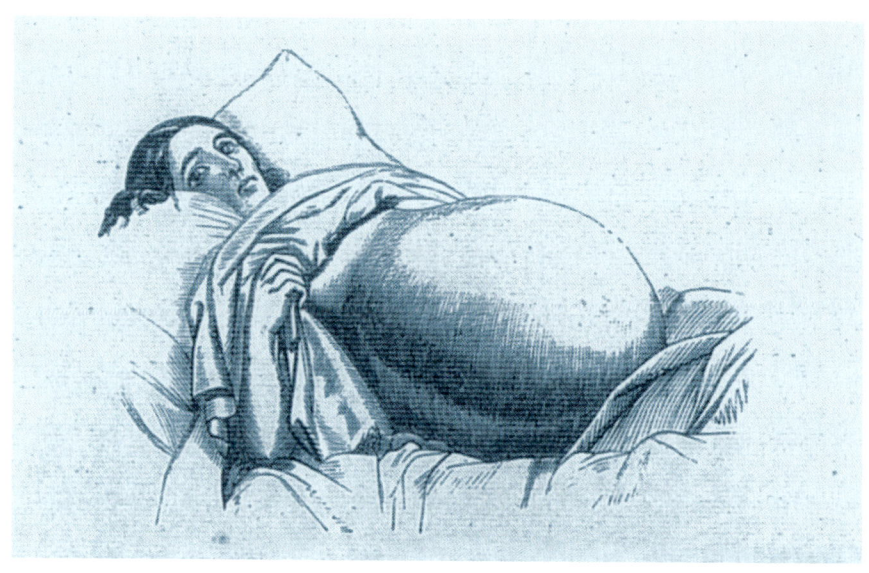

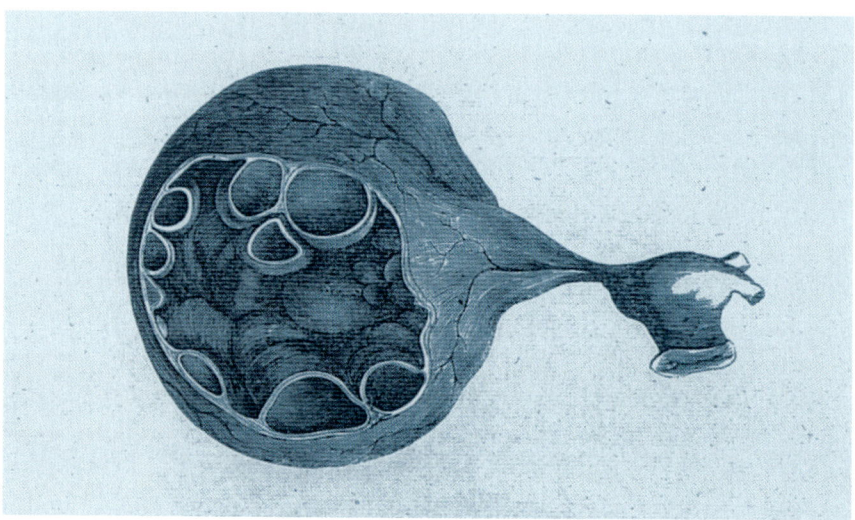

Eierstockzysten, 19. Jahrhundert

Antike waren solch bedauernswerte Kranke noch mit Reptilien erschreckt worden, »auf daß alle Glieder in Kontraktionen versetzt und der Uterus wieder in den Körper hereinschlüpfe«. Die niedrige Erfolgsquote dieser Methode ließ die Ärzteschaft des Hochmittelalters nicht ruhen. Nun mußten die Patientinnen eine Mehlsuppe »mit Zutaten von neun Eiern, Honig und Haaren der Hasenbrust« einnehmen, »die unter glühender Asche gekocht ist, zusammen mit Milch von einer Kuh, die zum zweitenmal gekalbt hat«.

Noch im 14. und 15. Jahrhundert war es bei Frauenleiden durchaus üblich, den Ehemann zu »examinieren«. Dieser sollte zum Beispiel beim Koitus erfühlen, ob sich ein Abszeß in der Vagina befinde oder beim Problem der Sterilität – mit seinem Penis die Temperatur am »heymlichen ort« messen. Waren die Examinierungen gar zu heftig vonstatten gegangen, dann wußte der Dominikanermönch Albertus Magnus Abhilfe zu schaffen: »Wenn einer Frauwen die Scham gebleet oder geschwollen ist von Ehelichen wercken oder sonst, so siede Pappeln in einem Kessel, sezte die Beyn darein, so wirdt ihr baß.« Seine gesammelten Ratschläge »Daraus man alle Heimligkeit deß Weiblichen Geschlechts erkennen kan« kursierte als regelrechter Bestseller vom Erscheinen weg bis ins 16. Jahrhundert, in zahllosen Auflagen »von newem gemehret und gebessert« und mit den »schönsten Figuren gezieret«.

Auch Kräuterpapst Paracelsus begnügte sich zum Glück für die Frauen mit Ratschlägen für allerhand Tinkturen bei Leiden des Unterleibes. Abkochungen von Beifuß in Wein galten als hervorragendes Reinigungsmittel nach der Geburt, durch Beifügung von Borax sollte die Medizin sogar harte Geschwülste der Gebärmutter erweichen. Mit den heute weitgehend unbekannten Kräutern Stabwurz, Engelsüß und Iriswurz bekämpfte man Scheidengeschwüre, mit Raute und Flohkraut die Beschwerden der Wechseljahre. Fenchel förderte laut Paracelsus die Milchsekretion stillender Frauen, Lauch die Fruchtbarkeit. Größte Bedeutung in seiner Lehre kam dem Magneten zu, der eine anziehende Kraft nicht nur auf Eisen, sondern auch auf »martialische Krankheiten« ausübe. Bei Uterusverlagerungen empfahl Paracelsus, das Organ mittels Auflegung eines Magneten wieder in die richtige Lage zu bringen.

In erster Linie waren es aber Geburtskomplikationen, welche die Scheu »beherzter Ärzte« vor dem »Schneiden« schwinden ließen. Der Kirche ging es in solchen Fällen in erster Linie um die Taufe des ungeborenen Kindes. »Mit dem Tode ringende schwangere Frauen suche der Priester auf alle mögliche, jedoch vorsichtige Weise zur Zulassung des Kaiserschnitts zu bewegen«, war auf der Synode von Lyon 1245 verfügt worden, als eine solche Operation noch den sicheren Tod für die Frau bedeutete. Denn auch so poetisch-altertümliche Schilderungen wie »das Kind sei wie eine Perle aus den Muschelschalen herausgezogen worden« konnten nicht darüber hinwegtäuschen, daß Frauen bis ins 19. Jahrhundert nach einem Kaiserschnitt kaum eine Überlebenschance hatten. Der Verfasser einer »Chirurgie« aus dem Jahre 1752 rät deshalb auch zu größter Zurückhaltung und empfiehlt die »sectio« nur bei Fürsten und Königen, da es hier in erster Linie um den – männlichen – Erben gehe, auch wenn die Mutter dabei das Zeitliche segnen müsse.

Der erste historisch verbürgte Kaiserschnitt an einer Lebenden in Deutschland ist am 22. April 1610 vom Wittenberger Arzt Jeremias Trautmann vorgenommen worden. Immerhin überlebte Ursula, die Gattin des Böttchers Martin Opitz, die dabei »keine sonderlich großen Schmerzen« verspürt haben soll, den Eingriff um vierzehn Tage. »Noch lange war der Weg in das menschlichere Morgen von unsäglichen Opfern begleitet«, kommentiert der ehemalige Direktor der Berliner Universitäts-Frauenklinik, Helmut Kraatz.

Menschliche Eitelkeit und Gewinnsucht haben so manchen Fortschritt verzögert. Die Erfindung der Kopfzange etwa wurde durch Generationen hindurch in der englischen Geburtshelferdynastie Chamberlen geheimgehalten. Im Jahre 1670 kam Hugh Chamberlen eigens nach Paris, um die Erfindung seiner Familie zu demonstrieren und die Rechte daran zu verkaufen. Die Vorstellung geriet zum Desaster, François Mauriceau, höchst angesehener Pariser Chirurg und Geburtshelfer, dürfte daran nicht unschuldig gewesen sein, jedenfalls hat er seine Genugtuung über das Scheitern des englischen Kollegen nicht ganz verbergen können.

Die Einführung der Kopfzange in die Geburtshilfe war dennoch nicht aufzuhalten. Die Medizinhistorikerin Erna Lesky bewertet sie als »Wegmarke von nicht geringer Bedeutung«. Im 19. Jahrhundert wurden dann das Speculum und die Uterussonde zu gebräuchlichen Hilfsmitteln der gynäkologischen Untersuchung.

Das Speculum, also der Gebärmutterspiegel, war zwar bereits bekannt gewesen, wurde aber erst durch den französischen Internisten Récamier zu einem routinemäßig angewandten Instrument. Die Medizinhistorikerin Esther Fischer-Homberger kommentiert nicht ohne Sarkasmus: »Mit Hilfe dieses septischen Zauberstabs mag sich außerdem mancher gynäkolo-

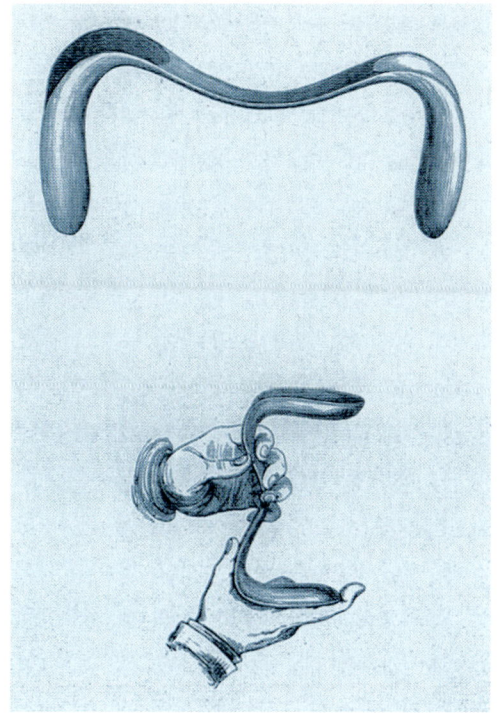
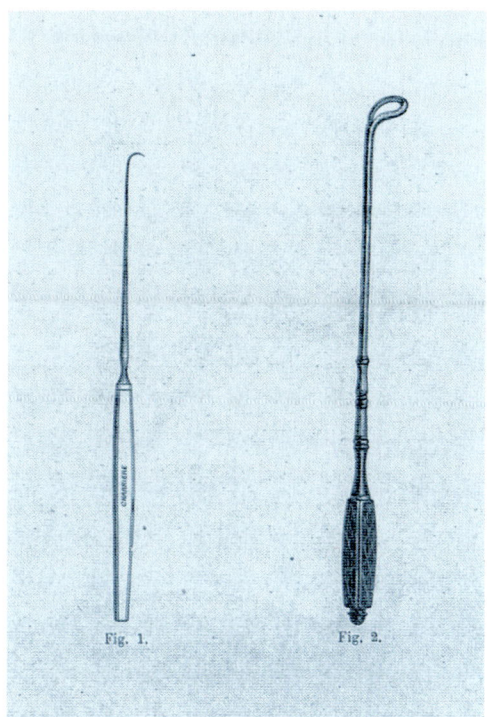

Gynäkologische Instrumente aus dem 19. Jahrhundert

gische Spezialist ungewollt, wenn auch nicht unerwünscht, ein reiches, an den verschiedensten speziellen Entzündungen der Genitalorgane krankendes Patientengut herbeigeschafft haben.« Denn Desinfektion war noch ein Fremdwort, in England durften etwa bis zur Hälfte des 19. Jahrhunderts bei der Demonstration von Eierstockoperationen »jeder Arzt oder Interessierte die Leibschnitte beobachten«.

Die betroffenen Frauen haben all die nun in »Mode« kommenden Instrumente mit zwiespältigen Gefühlen gesehen – und eben auch am eigenen Leib verspürt. Voller Stolz haben Männer ihre Namen den neuen Instrumenten vorangestellt, die den Patientinnen wie Folterwerkzeuge vorgekommen sein müssen: das »Steinsche Messer«, der »Friedsche Perforator«, die »Osiandersche Zange«. Nicht zuletzt mit ihrer Hilfe hat sich der studierte Ärztestand gegen die ungelehrten Hebammen abgegrenzt, die sich auf langjährige praktische Erfahrung und die Kraft und Feinfühligkeit ihrer Hände verließen. 1751 erschien in England die anonyme Schrift »The Petition of the unborn Babys« (sehr wahrscheinlich von Hebammen verfaßt), in der die ungeborenen Kinder im Mutterleib ihre Angst vor der grausamen

Entbindung durch Ärzte mittels Zangen, Haken und Kopfbohrern äußern. Die Zerstückelung des lebenden Kindes im Mutterleib, wie sie schon von Soranus von Ephesus im 2. Jahrhundert beschrieben wurde, gehört bis ins 19. Jahrhundert zu den düstersten Kapiteln der Geburtshilfe. Bei Durchsicht der »Perforationsfälle« in der Pariser Geburtsklinik »Maternité« über einen Zeitraum von sechzehn Jahren wurde nachgewiesen, daß mehr als die Hälfte der Gebärenden an einem solchen Eingriff zugrunde ging.

In seinen 1844 erschienenen »Abhandlungen und Erfahrungen aus dem Gebiete der Geburtshülfe und der Weiber-Krankheiten« hat der Göttinger Professor Johann Heinrich Christoph Trefurt eine solche erschütternde Geburt beschrieben:

»Auch ich kann einen Beitrag dazu liefern, welche entsetzliche Schwierigkeiten bisweilen die Extraction des enthirnten Kopfes darbietet. Am 4. Februar 1841 Abends 9 Uhr, erhielt ich von den beiden Aerzten eines in weiterer Entfernung von Göttingen gelegenen Städtchens H. die Aufforderung, dahin zu kommen, um ihnen bei der Entbindung der erstgebärenden Ehefrau des Schuster B. daselbst Beistand zu leisten, bei der alle möglichen Versuche ohne den geringsten Erfolg angestellt seien, und deshalb wohl nichts Anderes als der Kaiserschnitt über bleibe, zu welchem sich die Kreissende auch bereits entschlossen habe. Morgens 3 Uhr am 5ten, kam ich in H. an, und erfuhr nun zunächst von den Aerzten Folgendes: Die Gebärende hatte seit dem 27. Januar in Geburtsschmerzen zugebracht, und es war von diesem Tage an das Fruchtwasser schleichend abgegangen, der Muttermund aber hatte sich nur allmälig geöffnet, und die Wehen hatten offenbar einen krampfigen Charakter gehabt ... Am 3. Februar Morgens war die Entbindung nöthig erachtet, aber der Kopf trotz der kräftigsten Züge mit der Zange nicht ein Haar breit von der Stelle bewegt, und auch die Wendung war nicht mehr möglich gewesen. Nachdem der Tag fruchtlos mit wiederholten Versuchen hingebracht war, hatten die beiden behandelnden Aerzte den Stadt- und Landphysikus Dr. R. aus der benachbarten Stadt M. zugezogen, der, als er sich ebenfalls von der Unmöglichkeit eines anderen Entbindungsweges überzeugt, Abends 10 Uhr die Excerebration mit dem scheerenförmigen Perforatorio verrichtet, und mit der Knochenzange auch einen Theil der Schädelknochen abgetragen hatte. Allein vergebens war Alles aufgeboten, um das verkleinerte Kind hervorzuziehen, es war sogar unmöglich gewesen, den Kopf nur in das Becken selbst hineinzubringen. Nachdem ich mich, von der Nachtreise bei heftiger Winterkälte fast erstarrt, nur etwas erwärmt hatte, ging ich mit den Aerzten zu der

Kreissenden, die ich in hohem Grade erschöpft fand, und die mit wenig gerötheten Wangen, schnellem Athem, kleinem sehr raschen Puls, heftig fiebernd flach auf dem Rücken im Bette lag, mit matter Stimme um Erlösung von ihren Leiden bat, und sogleich erklärte, dass sie zu Allem bereit, aber auch auf Alles gefasst sei. Ein fürchterlicher, fauliger Gestank durchdrang das kleine niedrige Zimmer. Die äussere Untersuchung ergab eine nicht unbedeutende Schieflage der Gebärmutter nach rechts, wo der fundus uteri fast spitz nach aussen ragte. Bei der Berührung des etwas aufgetriebenen Leibes empfand die Kranke nur ganz unbedeutende Schmerzen, aber ein eigenthümliches Quatschen war hörbar, als wenn sich ein Erguss in der Bauchhöhle befinde; Kindstheile waren nicht deutlich durchfühlbar. Die äusseren Geschlechtstheile waren stark verschwollen und sehr empfindlich, überall hing Hirnmasse an ihnen herum; die Vagina war trocken und heiss, der Kopf ragte nur wenig in den verengten Beckeneingang hinein; die kleine Fontanelle war ursprünglich angebohrt, und von hieraus waren in ihrer Peripherie die Knochen so weggebrochen, dass die halbe Hand bequem durch die Wunde in die Schädelhöhle geführt, und das noch darin befindliche wenige Hirn vollends entfernt werden konnte … Was nun das zu wählende Entbindungs-Verfahren betraf, so glaubte ich den Kaiserschnitt deshalb auf keine Weise wählen zu dürfen, weil das Kind bereits perforirt, die Mutter durch die vorausgegangenen Operations-Versuche sehr angegriffen, das Becken aber, meiner Ueberzeugung nach, noch geräumig genug war, um eine verkleinerte Frucht durchzulassen; die Wendung hielt ich in diesem Falle für bedenklich, da es unmöglich war, alle Knochensplitter von der weiten Wunde so zu entfernen, dass nicht eine Verletzung der inneren Gebärmutterwand besorgt werden musste, und so blieb mir denn Nichts übrig, als von Neuem zu versuchen, das Kind mit dem verkleinerten Kopf voran durch das Becken zu ziehen. Vor Beginn der Operation gab ich der Kreissenden eine Dose Opiumtinctur, und liess mit dem Mutterrohr einige Einspritzungen in die Mutterscheide machen, eine Viertelstunde danach aber die Kreissende wieder auf das Querbett bringen, und sich dabei ein kleines wenig mehr nach der linken Seite neigen, auch von der Hebamme den Grund der Gebärmutter vorsichtig etwas nach links herüber halten. Nun suchte ich zuerst noch soviel als möglich von den gelösten Knochenfragmenten wegzunehmen, brachte darauf meine halbe Hand in die Schädelwunde ein, und hoffte den Kopf auf diese Weise herabzuziehen, allein er wich nicht von der Stelle, weshalb ich mich gezwungen sah, den stumpfspitzen Haken einzusetzen, und zog nun mit der rechten Hand den Griff des Instrumentes allmälig rotirend an, während meine halbe Linke in der Schädelhöhle blieb, und es so verhinderte, dass die Wundränder mit den Wänden der Mutterscheide in Berührung kamen. Fast eine halbe Stunde musste ich so mit abwechselnden Pausen fortfahren, bis ich endlich so glücklich war, den enthirnten Kopf zum Vorschein zu bringen, worauf ich auch noch bei der Extraction der Schultern zum stumpfen Haken zu greifen genöthigt war. Die Nachgeburt zeigte sich gleich danach gelöst in der Mutterscheide, und wurde von da auf die gewöhnliche Weise entfernt. Blut war während der Hervorziehung des Kindes und des Mutterkuchens nicht abgegangen, sondern nur ein geringer, mehr blutwasserähnlicher Ausfluss erfolgt. Eine hierauf angestellte Untersuchung ergab, dass ein Riss nirgends stattfand; der Uterus contrahirte sich nach der Entleerung erträglich, auch befand sich die Entbundene den Umständen nach leidlich, und als ich gegen 9 Uhr von H. wieder abreiste, hatte sie bereits eine kurze Zeit erquickt geschlafen, auch mit Appetit etwas genossen; allein von Tage zu Tage war der Leib stärker aufgetrieben, und das Fieber heftiger geworden, die Kräfte waren immer mehr geschwunden, und am 9ten oder 10ten Tage war ihr Ende sanft und schmerzlos erfolgt. Die Section war nicht gemacht.«

Nach solchen Passagen wird wohl jeder Professor Friedrich Schauta recht geben, der in seiner Eröffnungsvorlesung anläßlich der Übernahme der I. Geburtshilflichen Lehrkanzel in Wien 1891 befand: »Als allgemein gültigen Satz können wir es aussprechen: die Geburt ist ein Vorgang, aus dem nur ein gesunder Organismus ohne Schaden hervorgeht.«

Der weit über die Grenzen von Deutschland angesehene Vorstand der Frauenklinik zu Jena in der zweiten Hälfte des 19. Jahrhunderts, Professor Bernhard Sigmund Schultze, beschreibt in seinem »Lehrbuch der Hebammenkunst« kurz und bündig: »Die Wehen sind unwillkürlich. Meist sind sie mit heftigem Schmerz verbunden, daher der Name.«

Selbst Professor Runge findet zum Thema Geburt Worte des Mitleids: »Es ist ferner sehr bemerkenswerth, dass auch die völlig normal verlaufende Geburt sich mit schweren körperlichen Leiden vollzieht.« Als jedoch James Simpson, Geburtshelfer in Edingburgh, 1847 mit zwei Kollegen die betäubende Wirkung des Chloroforms entdeckte und dieses auch als Mittel gegen Geburtsschmerzen einsetzen wollte, stieß er auf heftigen Widerstand kirchlicher Kreise. Noch immer wurde es von den geistlichen Herren als sündig empfunden, diesen gottgewollten Schmerz zu lindern.

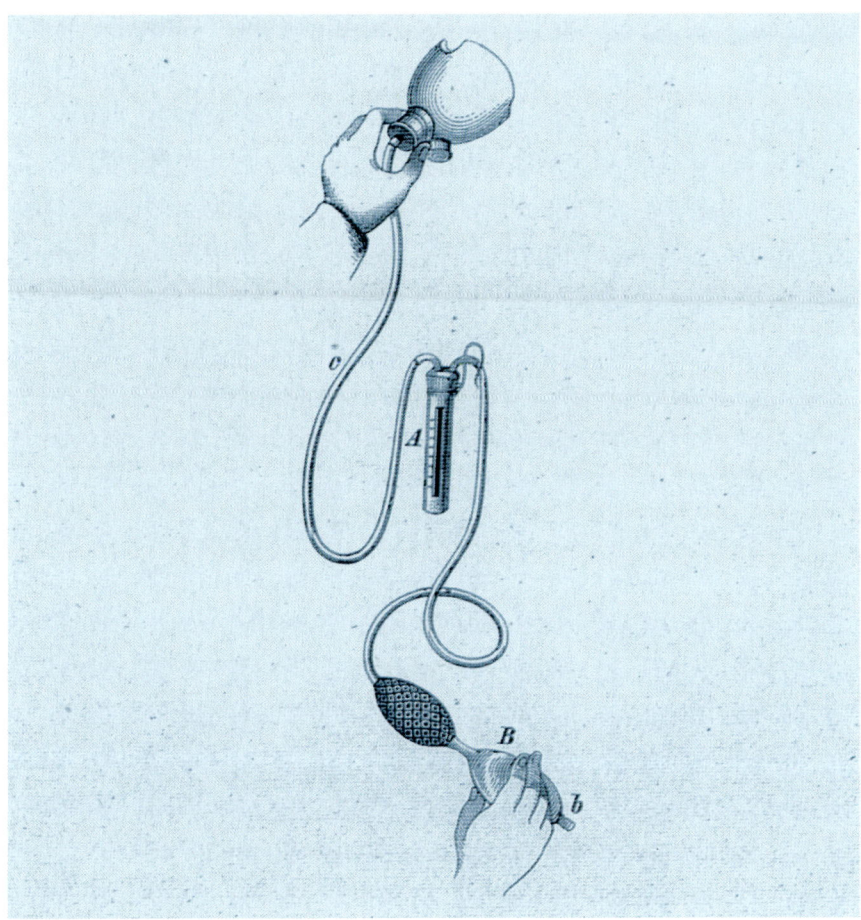

Chloroform-Apparatur

Simpsons ebenfalls berühmter Kollege Albert Döderlein, der Begründer
der bakteriologischen Gynäkologie, hat in einem Vortrag zum fünfzig-
jährigen Bestehen der deutschen Gesellschaft für Gynäkologie den Ge-
burtsakt anschaulich beschrieben:

> »Jede Gebärende, die das Kind nicht von selbst zur Welt bringen kann, geht
> rettungslos zugrunde. Wunder geschehen nicht. Ich habe deshalb meinen
> Schülern als Grundsatz auf ihren geburtshilflichen Lebensweg folgende
> Leitsätze mitgegeben:
> Eine glatt verlaufende Geburt soll am 1. Tag nach richtigem Wehenbeginn
> beendet sein. Zieht sie sich in den 2. Tag hinein, dann ist sie überfällig. Der

2. Tag ist für den Geburtshelfer der ›Sorgentag‹. Die Sonne darf nicht zweimal über einer Kreißenden untergehen ... Am 3. Tag einer Geburt muß die Kreißende gleich einem sinkenden Schiff SOS-Rufe aussenden.«

SOS-Rufe müssen aber auch gehört, Warnungen ernst genommen werden. Es erscheint wie Hohn, daß ausgerechnet jener Arzt, der unbestreitbar Hunderttausenden Frauen mit seinen Erkenntnissen das Leben rettete, aus Verzweiflung und Depression über die Ignoranz der Kollegenschaft sein Leben im Irrenhaus beenden mußte.

Ignaz Philipp Semmelweis hat im Jahre 1847 erstmals seine Beobachtungen über jenes schreckliche Phänomen publiziert, welches die Wöchnerinnen in den europäischen Gebärhäusern hinwegraffte wie eine Seuche: das Kindbettfieber.

In der ersten Hälfte des 19. Jahrhunderts war es für Ärzte und Studenten selbstverständlich geworden, sich neben allen anderen Fächern der Medizin auch mit der pathologischen Anatomie zu beschäftigen. Und es war durchaus üblich, sich vom Unterricht »an der Leiche« unverzüglich in den Kreißsaal zu geburtshilflichen »Übungen« zu begeben. Professor Eduard von Siebold hat die Zustände in Wien anschaulich beschrieben:

»Täglich wanderte ich in den Vormittagsstunden in das Gebärhaus, wo Gelegenheit zu Beobachtungen der verschiedensten Art sich darbot. Von den übrigen Abteilungen des allgemeinen Krankenhauses besuchte ich keine, da ich meine Zeit nur der Gebärklinik widmete; nur das Leichenhaus ward täglich frequentiert, wo man, wie in einem Salon, sich täglich in der Frühstunde versammelte, theils um interessanten Sectionen beizuwohnen, theils um mit der Morgencigarre im Munde sich in dem das Gebäude umschließenden Hofe zu ergehen, Bekannte zu sprechen, fremde Ärzte, die täglich hier eintrafen, kennen zu lernen, und von hier aus dann die einzelnen Abteilungen des Krankenhauses zu besuchen.«

So wurde ein wenig seziert, anschließend lustwandelte man an der frischen Luft, dann begab man sich – ohne jegliche Desinfektion der Hände durchgeführt zu haben – zur Station der Wöchnerinnen. Die Frauen starben wie die Fliegen. In Wien, wo sich am Allgemeinen Krankenhaus neben der Gebärklinik für Ärzte noch ein Hebammeninstitut befand, war die Überlebenschance auf der von Hebammen geführten »Etage« im Jahre 1846 exakt zehnmal so hoch wie in der ärztlichen Abteilung. Diese Tatsache war in der Stadt wohlbekannt. Auf den Krankenhausgängen spielten sich herzzerreißende Szenen ab, wenn Frauen – die ihre unversorgten Kinder zu Hause wußten – die Ärzte auf Knien um Verlegung in die Hebammenabteilung baten. Der junge Arzt Semmelweis war der erste, welcher die fatalen Zusammenhänge erkannte. Bei dem berühmten Internisten der Wiener Schule, Professor Josef Skoda, hatte er gelernt, Symptome »per exclusionem« zu filtern. So schloß er Schritt für Schritt die bis dahin genannten Ursachen des Kindbettfiebers aus, wie zum Beispiel die schlechte Luft in den Räumen oder Angstzustände der Wöchnerinnen durch das Erklingen des Sterbeglöckchens. Schließlich blieb nur noch eine Ursache übrig: Die Infektion der Geburtsteile durch die mit Leichengift verunreinigten Finger der Ärzte und Studenten, die zuvor an der Prosektur des ebenfalls hochangesehenen Wiener Professors Karl Freiherr von Rokitansky seziert hatten – was die Hebammen nicht zu tun brauchten. Durch die daraufhin eingeführten simplen Chlorwaschungen der Hände konnte die Todesrate an der Wiener ärztlichen Gebärklinik innerhalb von zwei Jahren auf ein Prozent gesenkt werden.

Trotz dieser bahnbrechenden Entdeckung ist das »Massacre« an europäischen Gebärkliniken noch jahrzehntelang weitergegangen. Aus Selbstherrlichkeit haben Ärzte an allen anderen Kliniken weiterhin darauf verzichtet, sich zwischen Sezieren und geburtshilflichen Handgriffen einfach die Hände zu waschen. Nicht nur der unmittelbare Vorgesetzte von Semmelweis, Professor Johann Klein, sondern Frauenärzte in ganz Europa bekämpften die Lehre des jungen Arztes. Einer der wenigen Kollegen, die Semmelweis Glauben schenkten, war der Kieler Gynäkologe Gustav Adolf Michaelis. Er hat sich wenige Monate, nachdem ihm die Auswirkungen seiner Tätigkeit klargeworden waren, 1848 das Leben genommen.

»Mit ›Händewaschen‹ war schließlich kein Renommée einzulegen«, schreibt Marita Metz-Becker. »Daraus wird ersichtlich, wie eng die Geburtshelferzunft zusammenrückte, um einen Außenseiter zu bekämpfen, einen, der die Ungeheuerlichkeit begeht, zu behaupten, der Tod der Patienten gehe von den Ärzten aus, das todbringende Prinzip klebe an den eigenen Fingern.«

Semmelweis reagierte in seiner Verzweiflung immer heftiger:

> »Aber diese Ignoranten wissen nicht, dass sie selbst es sind, welche diese Infectionen, diese ungeheuren Verheerungen hervorrufen. Nicht die Gebär-

häuser müssen cassirt, um die Wöchnerinnen gesund zu erhalten, sondern sämmtliche Professoren der Geburtshilfe müssen cassirt werden, um die Wöchnerinnen gesund zu erhalten.«

Den Ehrentitel »Retter der Mütter« haben ihm erst nachfolgende Generationen zuerkannt. Ignaz Philipp Semmelweis starb 1865 in einer Wiener Irrenanstalt, zu seinen glühendsten Verehrern hat nach seinem Tod bezeichnenderweise der Jenaer Professor Bernhard Schultze gehört, einer der wenigen frauenfreundlich gesinnten Professoren der damaligen Zeit.

Ärzte wie Semmelweis oder Michaelis, die an den düsteren Seiten ihres Berufsstandes verzweifelten, sind selten in der Geschichte der Frauenheilkunde. Viel öfter empört die Selbstgerechtigkeit, mit der Gynäkologen dubiose, für die Frauen todbringende Methoden verfolgten.

Noch an der Wende zum 20. Jahrhundert wurden Frauen bei Gebärmutterentzündung oder Geschwülsten, aber auch bei so harmlosen Problemen wie Verstopfung und Kopfschmerzen, mit Stromstößen zwischen den Beinen traktiert. Rudolf Temesváry, Frauenarzt in Budapest, referiert 1890 in der Reihe »Klinische Zeit- und Streitfragen unter Mitwirkung hervorragender Fachmänner« ausführlich über die als sensationell gepriesene Methode:

»Nachdem wir nun die äusseren Genitalien und die Scheide sorgfältig desinfiziert haben, folgt der wichtigste Theil der Behandlung: Die Einführung der Elektrode … Es wird nun die Kurbel des Elementenzählers ergriffen und gleichmäßig von Knopf zu Knopf gedreht, während dessen der Gesichtsausdruck der Patientin, sowie der Zeiger des Galvanometers beobachtet wird; bei Schmerzäusserung muss die Stromstärke verringert werden. Bei empfindlichen Kranken können wir manchmal das thun, dass wir den schmerzhaften Strom ein bis zwei Sekunden lang noch verstärken, um dann wieder auf die früher schlecht, jetzt jedoch schon viel besser ertragene Höhe der Stromstärke zurückzukehren … Es dürfen jedoch eventuell fingirte oder durch übergrosse Furchtsamkeit hervorgerufene Klagen der Patientin nicht für baare Münze genommen werden.«

Die Patientin, die sich nach einer solchen »Behandlung« nach Hause schleppte, hatte folgendes zu beachten:

»Den tagsüber wahrscheinlich einige Male auftretenden, möglicherweise sehr schmerzhaften Uteruskontraktionen möge sie keine Wichtigkeit beilegen, ebensowenig einem eventuellen blutigen Ausfluss, gegen den nur Ruhe zu verordnen ist; an den folgenden zwei bis drei Tagen kann auch ein eitrig-seröser Fluss auftreten. Alle diese Erscheinungen sind nur die gewöhnlichen Folgen der elektrischen Behandlung resp. der Abstossung der künstlich erzeugten Schorfe.«

Für mannstolle Weiber, in denen nicht einmal ein ordentlicher Stromstoß Sitte und Anstand auszulösen vermochte, fand der Autor mahnende Worte: »Die Patientin soll, um einer Kongestion [Blutandrang] der Beckenorgane vorzubeugen, wenigstens an dem Tage der Sitzung und dem darauffolgenden den Coitus meiden.« Auf Mitleid durften nur »Virgines« (Jungfrauen) und schwangere Frauen hoffen: »Es wäre vielleicht besser, in diesen Fällen die elektrische Behandlung ganz zu lassen.«

Wie beliebt diese Methode war, zeigen die seitenlangen Literaturangaben, die Temesváry seinem Aufsatz beilegt: Von Berlin bis Paris, von Turin bis New York diskutierten Frauenärzte »The use of galvanism in Gynecology«, »L'électricité comme agent thérapeutique en gynécologie«.

Dem einen oder anderen »unglücklich verlaufenen Fall«, bei dem es zu Darmperforationen gekommen oder mit der Elektrode zu tief in eine Geschwulst eingestochen worden war, wurde vom Autor keine große Bedeutung zugemessen: »Und wenn auch vier bis fünf Todesfälle vorgekommen wären, was würde dies dort beweisen, wo von etwa 25 000 Elektrisirungen die Rede ist?«

So sprachen sich Ärzte gegenseitig von Schuld frei, zur Rechenschaft gezogen wurde bis ins 20. Jahrhundert kaum ein Operateur. »Die Section war nicht gemacht«, konnte der Göttinger Frauenarzt Trefurt nach der schrecklich verlaufenen Geburt mittels Schädelperforation des Kindes gelassen konstatieren. Johann Stur erweist sich in seinem Aufsatz über »Die Leistungen von Georg Prochaska für die Gynäkologie« als kollegialer Gentleman: »Der Casus ist jedoch nur eine Krankengeschichte einer 30jährigen Frau, die Prochaska als Assistent vom September 1773 bis zu ihrem Tode im Februar 1775 zu beobachten Gelegenheit hatte. Die Darstellung bietet nichts Besonderes, ein Sektionsbefund liegt nicht vor und die Therapie sei mit ritterlichem Schweigen übergangen.«

Walter Stöckel, einer der bekanntesten deutschen Gynäkologen, erinnert sich nicht ohne Amüsement an seine »Lehrzeit« im Jahre 1903:

»Veit war ein guter und fesselnder Lehrer, auch ein kühner, draufgängerischer Geburtshelfer, aber ein miserabler gynäkologischer Operateur. Die Resultate sprachen Bände. Als ich zum erstenmal sah, wie seine grob arbeitenden Hände im Bauch der Patientin die Därme durcheinander warfen, standen mir die Haare zu Berge. Von seiner langen Nase floß der Schweiß ungehindert in die Bauchhöhle, so daß Bauchfellentzündungen nach den simpelsten Eingriffen keine Seltenheit waren. Die Infektionen nahmen schließlich so verheerend zu, daß der Hygieniker Heim, obgleich er wenig davon verstand, den Auftrag erhielt, die Asepsis (Keimfreiheit) des Operationssaales zu reformieren. Bisher war ohne Gummischutz, ohne Schleier und ohne Kopfkappe operiert worden! Veit wetterte gegen die ›neumodische Pedanterie‹ und band sich ostentativ dicke Handtücher kreuzweise vor den Kopf. Er sah jetzt aus wie ein altes Bauernweib, das Zahnschmerzen hatte. Die Patientinnen erschraken bei seinem Anblick.«

> Der bereits genannte Professor Georg Winter, ehemaliger Direktor der Universitäts-Frauenklinik zu Königsberg in Preußen, punktet hingegen mit Selbstkritik: »Meine Resultate bei der aktiven Behandlung [des fieberhaften Abortes] waren erschütternd.«
> Aber Frauenärzte haben auch Worte des Mitleids und des Erbarmens gefunden. Trefurt etwa hat sich über das Elend vieler seiner Patientinnen betroffen geäußert:

»Nur soviel sei noch gesagt, dass die wahrhaft erschütterndsten Scenen sich bisweilen dem Geburtshelfer darbieten, und dass, meiner Ueberzeugung nach, nur Derjenige sich von dem gränzenlosen Jammer der Armuth ein richtiges Bild erwerben kann, der diesen so oft unverschuldet Unglücklichen in der Geburts-Stunde Hülfe leistet.«

> Solche Passagen finden sich jedoch nur selten, zumeist überwiegt die Selbstgerechtigkeit eines privilegierten Berufsstandes, wenn etwa Geburtshelfer Georg Wilhelm Stein der Ältere sich an einen Fall von 1801 erinnert:

»Mit der Kaisergeburt wäre nun freilich den Herren viel erspart worden; –
und was gar dem Kinde? Das weiß man: der Tod wäre ihm erspart worden!
– Und was der Mutter? Das weiß man freilich nicht, aber glauben wird man
es, nämlich auf jeden Fall hätte man ihr Überdruß des Lebens erspart,

denn – man hätte ihr nicht mit dem Haken die Scheide und den Blasenhals zerrissen, so daß sie nun von Urin triefte, wo sie ging und stand.«

Die Solidarität der Herren hat sich allerdings nie auf die »Kolleginnen« erstreckt. Frauen, also Hebammen, mußten sich sehr wohl in acht nehmen, einen einzigen falschen Handgriff vorzunehmen. Goethe nörgelte ein Leben lang über die Ungeschicklichkeit der Hebamme, die ihn »für tod auf die Welt« gebracht hatte. Professor Helmut Kraatz hegt zweihundert Jahre später so seine Zweifel an des Dichterfürsten Version: »Für einen heutigen Geburtshelfer hört sich die Geschichte fast unglaublich an, bei einer so schweren Atmungsstörung des neugeborenen Goethe hätte man für seine geistige und körperliche Entwicklung – gelinde gesagt – keine gute Prognose gestellt.«
Und Wolf Zweifler, Autor der Dissertation »Die Gynäkologie in ihrer Darstellung der Zeitschrift ›Archiv der Gynaekologie‹, Bd. 36/40 (1889/1891)«, eingereicht an der Universität München 1996, kommt zu dem Schluß: »Nicht gespart wird mit Kritik an den Hebammen, denen auch dann ein schlechtes Wochenbettergebnis zugesprochen wird, wenn das statistische Material dem eindeutig widerspricht.«

Hebammen. Die Geschichte einer Verdrängung

»Die Rolle als Frauenärztin, die ihm am Anfang der Menschheit von der Natur zuerteilt wurde, hat das Weib im Laufe der Kulturentwicklung dem Manne nur außerordentlich langsam und widerwillig abgegeben«, beschreibt der Medizinhistoriker Paul Diepgen wissenschaftlich distanziert einen Prozeß, der sich als Machtkampf der Geschlechter durch die Jahrhunderte zieht. Auch der Gynäkologieprofessor Friedrich Schauta hatte bereits zum Ende des 19. Jahrhunderts auf den bremsenden Einfluß des weiblichen Geschlechts hingewiesen:

> »Während jedoch durch hervorragende Männer die Gesammtmedizin gewaltige Fortschritte machte, blieb die Geburtshilfe lange noch das Stiefkind und Aschenbrödel der Medizin. Da dem gebärenden Weibe seit alter Zeit wieder das Weib Beistand leistete, so blieb die Geburtshilfe fast ausschließlich in den Händen der Hebammen ... Erst die großen französischen Chirurgen und Geburtshelfer haben die Geburtshilfe von der Stufe eines

gewöhnlichen Handwerkes emporzuheben gesucht auf die Höhe der anderen Disciplinen der medizinischen Wissenschaft.«

Wohltuend ehrlich hingegen die Einschätzung von Helmut Kraatz zur Duldung von Hebammen am Wochenbett. Die Geburtshilfe habe wohl lange Zeit »eine männerunwürdige medizinische Tätigkeit« dargestellt, schreibt der ehemalige ostdeutsche Frauenarzt, der von einem außergewöhnlichen Kollegen zu berichten weiß: »Chefgynäkologe der Sowjetarmee war zu der Zeit (nach dem 2. Weltkrieg) Professor Figurnow aus Leningrad«, ein »Mann in der Generaluniform der Sowjetarmee«.

Gynäkologen in Uniform, wenn es auch zumeist »nur« der weiße Mantel war. Manchmal sind die Kommentare unfreiwillig verräterisch, wenn zum Beispiel der Berliner Arzt und Historiker Carl Oskar Rosenthal für das 15. Jahrhundert bedauert, »daß wir noch weit davon entfernt sind, den männlichen Arzt als Alleinherrscher am Geburtsbett oder bei Erkrankungen der weiblichen Sexualorgane zu sehen«.

Der Kampf um die »Herrschaft« über den weiblichen Unterleib war für die Frauen nicht zu gewinnen. Frauen in der Wöchnerinnenstube oder am Krankenbett galten bestenfalls als »kundig«, »heilkundig«, »ehrbar« oder »angesehen«. Zumeist bestand ihre Qualifikation – laut männlicher Einschätzung – darin, daß sie eben schon älter waren und selbst geboren hatten. Paul Diepgen: »Bei den Primitiven ist allerdings, wie nicht anders zu erwarten, das Weib die gegebene Helferin in Geburts- und gynäkologischen Nöten, weil es allein aus Erfahrung am eigenen Leib etwas von der Sache versteht.« Männer hingegen, auch wenn es sich um die vagabundierenden Quacksalber und Bader des Mittelalters handelte, waren selbstverständlich »Ärzte«.

In seinem Aufsatz »Zur geburtshilflich-gynaekologischen Betätigung des Mannes« zitiert Rosenthal aus lateinischen Quellen des Mittelalters. Darin wird unter anderem die bereits beschriebene antike »Therapie« bei Gebärmuttervorfall angeführt, nämlich das Erschrecken der Patientin durch allerlei Reptilien, auf daß sich der Uterus in den Körper zurückziehe. Die Schenkel der Bedauernswerten wurden während dieser Prozedur nicht von irgend jemandem, sondern von »ministri«, also »Gehilfen« festgehalten. Wenige Absätze später ist statt von Gehilfen bereits von »Assistenten« die Rede – so funktioniert Sprache und die durch sie verursachte Auf- oder Abwertung eines ganzen Berufsstandes. Dafür waren die Hebammen, welche Jeanne d'Arc auf ihre Jungfräulichkeit hin untersuchten und somit als

Gutachterinnen in einem der berühmtesten Prozesse der Neuzeit fungierten, ganz schlicht »idoneas mulieres«, also »kundige Frauen«.

Offenbar haben Frauen von den »primitiven« Völkern bis zur Neuzeit am Krankenbett von Geschlechtsgenossinnen lieber die Ärmel aufgekrempelt und zugepackt, anstatt sich um Definitionen und Titel zu kümmern. Das war ihr Versäumnis. Denn sobald Männer am Fußende erscheinen, bekommt jedes Furunkel einen wissenschaftlichen Anstrich. In seiner 1906 zu Jena erschienenen »Geschichte der Geburtshülfe« kommentiert Heinrich Fasbender nicht ohne Zynismus: So »haben es aber die Hebammen in den zwei Jahrtausenden, in denen die Geburtshülfe so gut wie ausschließlich ihnen gehörte, nicht verstanden, ihr Fach zu einer W i s s e n - s c h a f t zu entwickeln.«

Daß die meisten Hebammen und heilkundigen Frauen Analphabetinnen waren, hat diesen Prozeß entscheidend beeinflußt. Gelehrte Männer und Mönche hielten dafür mit dem Federkiel fest, wozu die Weiber imstande waren: Zu elfmonatigen Schwangerschaften und sechzig Geburten nacheinander, zum Abort von hundertfünfzig Früchten, welche zunächst für Würmer gehalten wurden, sich aber dann als »ringfingergroße Knaben« entpuppten.

Frauen mußten hinnehmen, was über sie geschrieben wurde, oder wie ihr Wissen um den eigenen Körper der Lächerlichkeit preisgegeben wurde. Noch im ausgehenden 16. Jahrhundert, als gerade Mikroskop und Thermometer ersonnen wurden, mokierte sich der große Wundarzt und Geburtshelfer Ambroise Paré über die von den Hebammen behauptete Existenz des Hymens als Zeichen der Jungfräulichkeit:

> »Also begibt sichs auch offtmals, daß von dieser oder jener Weibs Personen Jungfrawschafft disputiret wird. Etliche Matronen und Hebammen geben für, es haben diejenige, so noch Jungfrawen seyen, in dem Eingang zu ihrer Gebärmutter ein Häutlin. Dasselbe, sagen sie, werde in dem ersten Beyschlaff zerrissen. Wie betrüglich und ungewiß aber diese Kenn- und Merckzeichen seyen, wird auß Zeugnussen genugsam erwiesen. Denn das Häutlin ist ein unnatürlich Ding, und wird unter viel tausent jungen Mägdlein kaum in einem gefunden.«

Denn das »Häutlin« war zum Gegenstand erbitterter Dispute zwischen Ärzten und Hebammen geworden, jenen »frech und unverschämt Weibern«, die es wagten, als Gutachterinnen vor Gericht auszusagen. Männliche

Richter verließen sich bei der kniffligen Frage der Jungfernschaft denn auch lieber auf das Urteil ihrer Geschlechtsgenossen, die mit scharfem Blick dicke Hälse und breite Nasenspitzen als Folgen des ersten Beischlafs enttarnten. Der typisch weiblichen »Neigung zu Täuschung und Trug«, wie sie Professor Runge Jahrhunderte später diagnostizieren sollte, war somit fürs erste ein Riegel vorgeschoben. Konnten sie doch, wie der Gerichtsmediziner Michael Alberti nach unermüdlichen Feldstudien ergründet hatte, durch einen speziellen Muskel ihre Vagina so zusammenziehen, »daß eine jungfrauliche Enge entsteht«.

Erst mit dem Fortschritt der Anatomie kam das bereits ins Reich der Fabel verwiesene Hymen endlich zu seinem Recht.

Severinus Pineau berichtet 1598 von einem »blumenartigen Gebilde« bei Jungfrauen, welches aus vier Membranen sowie vier dazwischen befindlichen Karunkeln bestehe. Nach Veröffentlichung dieser Fleischwärzchentheorie gab es kein Halten mehr. »Ich selbst bewahre ein Hymen von einer Jungfer von 45 Jahren«, pflegte sich über hundert Jahre später der Göttinger Universitätsprofessor Albrecht von Haller zu brüsten. Wie er daran gelangt war, verschweigen die Annalen gnädig.

Ein intimster Teil des weiblichen Körpers war somit erst durch männliche Autorität anerkannt worden. Ab wann es dem männlichen Arzt gestattet war, eine Frau zwischen ihren Beinen zu »touchieren«, also zu berühren, darüber finden sich in den Archiven detailfreudig-schlüpfrige Abhandlungen. Die Untersuchung des weiblichen Körpers durch eine männliche Hand hat durch alle Zeiten hindurch nie in einem hierarchiefreien Raum stattgefunden, sondern stets in einer Situation, in der sich die Frau in der schwächeren, unterlegenen Position befand – und das ist nicht nur körperlich gemeint. So zitiert Rosenthal ganz bezeichnend als eines der ersten konkreten Beispiele für körperlichen Kontakt in der Antike, daß »der Besitzer einer Sklavin seine Hand in ihren Leib steckt, um das Kind herauszuholen«.

Bis zum Ausgang des Mittelalters war eine solche Handlung im Normalfall aber nur Frauen an Frauen gestattet, wobei penible Grenzen gezogen wurden. Bei Untersuchungen, wie etwa der Diagnose einer Fistel, die sowohl »per anum« wie auch »per vaginam« durchgeführt werden konnten, war es von größter Bedeutung, ob es sich bei der Patientin um eine »virgo«, also eine Jungfrau, oder um eine bereits deflorierte, also ehrbare (= verheiratete) Frau handelte. Bei Jungfrauen war es dem männlichen Arzt nur gestattet, den Finger in den Anus einzuführen – ein für die Frauen gewiß

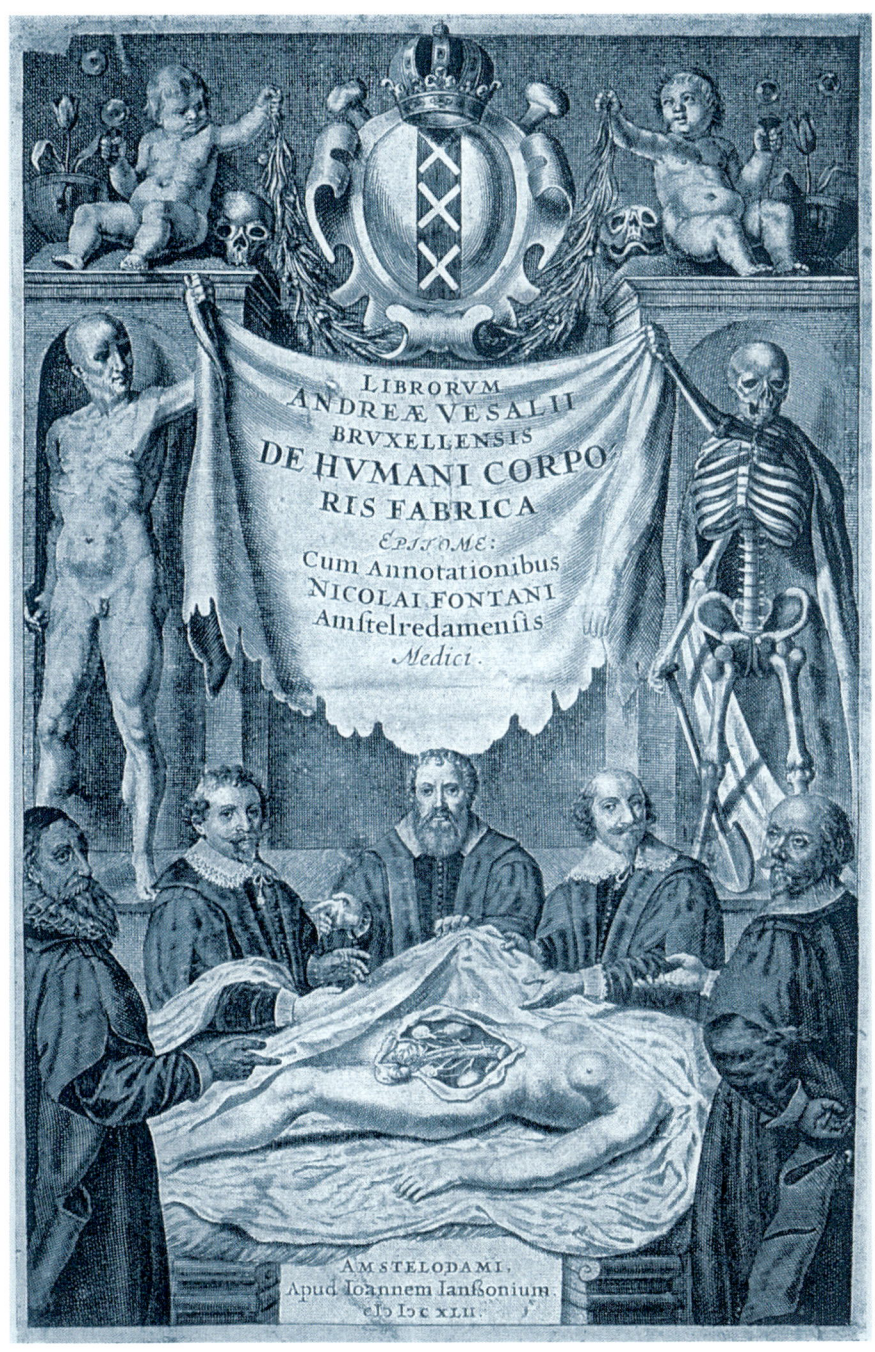

LIBRORVM
ANDREÆ VESALII
BRVXELLENSIS
DE HVMANI CORPO-
RIS FABRICA
EPITOME:
Cum Annotationibus
NICOLAI FONTANI
Amstelredamensis
Medici.

AMSTELODAMI,
Apud Ioannem Ianssonium.
cIↃ IↃc XLII.

Anatomische Vorlesung

schicklicher Vorgang –, bei deflorierten durfte der Finger in Ausnahmefällen auch in die Vagina eingeführt werden.

Paul Diepgen und Carl Rosenthal interpretieren diese ganz besondere Stellung des männlichen Fingers mit seiner unbestreitbaren Ähnlichkeit zu einem anderen männlichen Körperteil: »Wir haben uns die auffallende Tatsache, daß die Einführung des Fingers in die Vagina noch das Reservat der Hebamme bildete, als dem Manne schon so vieles anderes erlaubt war, so erklärt, daß der Finger des Mannes als Symbol des Penis eine besondere Stellung unter den Hilfsmitteln der gynäkologischen Diagnostik einnahm.«

Im 16. Jahrhundert setzt ein Umschwung ein. Der Arzt Montanus beklagt, daß ihm eine vornehme Dame (verständlicherweise …) verweigert habe, ihr gegen Ausfluß Einspritzungen in den Uterus zu gestatten. Daß er diese Therapie aber überhaupt vorschlagen durfte, zeigt, daß der männliche Zugriff auf den weiblichen Körper voll eingesetzt hatte. Wundärzte, Bader, Steinschneider und selbsternannte Chirurgen drängten ans Krankenbett von Wöchnerinnen und leidenden Frauen. Der Chirurg Corde hat sich über einen solchen »Kollegen« lustig gemacht:

»Wir erinnern uns selbst, dass, als wir mit einem Chirurgen über das Einbringen der Hand in den Schoss der Scham zwecks Diagnose einer Affektion der Gebärmutter verhandelten, der sich den gewöhnlichen seiner Collegen vorzog und tatsächlich nach fast allgemeinem Urteil allen übrigen überlegen war, er mit allzu großer Unverschämtheit und Unwissenheit behauptete, dass er in der Mitte der Schamteile ständig den Muttermund angetroffen habe. Jener sagte, dass der Muttermund in der Mitte des Ganges selbst, welcher ganz dem männlichen Penis entspricht, gefunden wird. Vorzügliche Behauptung, voll Unwissenheit, würdig eher der Hand eines Bauern als der zarten und gewandten eines Chirurgen.«

So stritten sich Männer über das geheimnisvolle Innere der Frauen. Diejenigen, die es besser wußten, hatten zu schweigen. Mit sogenannten »Hebammenordnungen« suchte die männliche Schulmedizin die »selbstherrlichen Weiber« immer stärker zu kontrollieren. »Eine kluge Frau wurde nicht geachtet«, stellt die Professorin für Völkerkunde Ingeborg Weber-Kellermann sachlich fest. Während der grausamen Zeit der Hexenverfolgungen haben abertausende heilkundige Frauen den Tod gefunden. In Köln zum Beispiel war im Zeitraum von 1627 bis 1630 jede dritte verbrannte Frau eine Hebamme. Der von den »geliebten Söhnen« des Papstes, Heinrich Institoris und Jakob Sprenger, 1487 verfaßte »Hexenhammer« liest sich wie ein Gebräu aus tausend Jahren antiker und christlicher Frauenverachtung, von Aristoteles bis Paracelsus:

> »Ein schönes und zuchtloses Weib ist wie ein goldener Reif in der Nase der Sau. Der Grund ist ein von der Natur entnommener: weil es fleischlicher gesinnt ist als der Mann, wie aus den vielen fleischlichen Unflatereien ersichtlich ist. Diese Mängel werden auch gekennzeichnet bei der Schaffung des ersten Weibes, indem sie aus einer krummen Rippe geformt wurde, das heißt aus einer Brustrippe, die gekrümmt und gleichsam dem Mann entgegengeneigt ist. Aus diesem Mangel geht auch hervor, daß, da das Weib nur ein unvollkommen Tier ist, es immer täuscht … und gepriesen sei der Höchste, der das männliche Geschlecht vor solcher Schändlichkeit so wohl bewahrte.«

Frauen brauchten Jahrhunderte, um im Beruf der Hebamme oder gar der Ärztin wieder Fuß zu fassen, schreibt Anke Wolf-Graaf in ihrem Buch »Die verborgene Geschichte der Frauenarbeit«.

Nur vereinzelt gelang es Frauen, aus der Anonymität ihres helfenden Berufsstandes herauszutreten. Wie zum Beispiel Deutschlands berühmteste Hebamme, Justine Siegemundin, einer Pfarrerstochter aus Rostock, die sich als Stadthebamme durch ihre Geschicklichkeit einen Namen gemacht hatte und daraufhin als »Chur-Brandenburgische Hof-Wehemutter« von Kurfürst Friedrich Wilhelm nach Berlin berufen wurde. Justine Siegemundin ist die unerhörte Ehre widerfahren, daß sogar ein geburtshilflicher Handgriff nach ihr benannt wurde, »die gedoppelte Siegemundin«, durch welchen das querliegende Kind im Mutterleib auf die Füße gewendet wird. Ihren Erfahrungsschatz hat sie, ebenfalls höchst ungewöhnlich, in einem Buch niedergeschrieben: »Dieses soll, weil ich keine Kinder zur Welt gebohren, das seyn, was ich der Welt hinterlasse: Habe ich also nicht nöthig weitläufftig die Ursachen des Drucks zu rechtfertigen.«

Nicht erklärenswert hatte dafür der »Chirurg« Eucharius Roesslin die Tatsache gefunden, warum ausgerechnet er als Mann ein Hebammenlehrbuch verfassen mußte. »Der Swangeren Frauen Rosengarten« war bereits 1513 erschienen und hatte neben allerhand unrichtigen Behauptungen auch die üblichen abschätzigen Ansichten über Hebammen beinhaltet, »die also gar kein Wissen handt«.

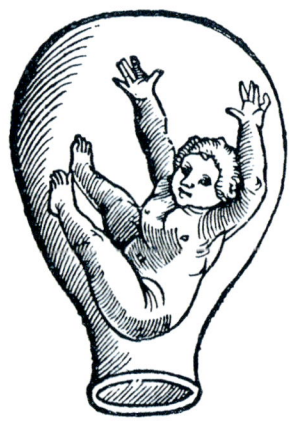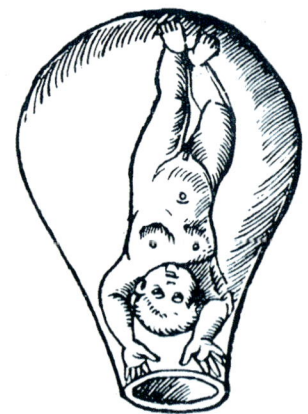

Aus »Der Swangeren Frauen Rosengarten«

Männliche Ärzte sorgten ausdrücklich dafür, daß Hebammen von Wissen und Ausbildung abgeschnitten wurden. Der Direktor der Tübinger Frauenklinik, Professor Franz Breit, preist die Veränderungen, die er seit seinem Amtsantritt durchsetzen konnte:

»Ein großer Gewinn für die geburtshilfliche Klinik war auch die Aufhebung des Hebammenkurses, der bis 1847 in dem hiesigen Gebärhause gehalten wurde und den größten Teil des ohnedies so bedürftigen Materials [gemeint waren wieder die schwangeren Frauen] den Studierenden entzog.«

Der Machtkampf am Wochenbett wurde, natürlich von seiten der Frauen, mit unfairen Waffen geführt. So erinnert sich der legendäre Göttinger Frauenarzt Osiander in seinen »Beobachtungen« im Unterkapitel »Bemerkte Fehler bey den Hebammen und Vorschläge zu ihrer Verbesserung« an eine besonders perfide Attacke:

»In einer strengen Winternacht wurde ich zu einer Bauersfrau aufs Land geholt, und meine Hände starrten vor Kälte. Ich ließ mir warmes Wasser geben, und setzte ausdrücklich hinzu, meine Hände zu erwärmen. Die Umstände der Gebährenden forderten meine Eile; aber, indem ich meine Hände in die Schüssel tauchen wollte, welche mir ein dummes Weib reichte, verbrannte ich meine Fingerspitzen in dem siedheißen Wasser so, daß ich von dem nachherigen Entbinden mehr Schmerzen zu erleiden hatte als die Kreißende.«

Auch der sächsische Frauenarzt Jörg sieht nach langjähriger Erfahrung in seinen »Zehn an gebildete Frauen gehaltene Vorlesungen« zum Thema Schwangerschaft und Gebären Anlaß zu eindringlichen Warnungen:

»Auf den höchsten Standpuncten der körperlichen Thätigkeit, während der Schwangerschaft, der Geburt und während des Wochenbettes, wo es immer dem Leben wenigstens zweier Individuen gilt, wo bald das eine, bald das andere, bald beide zugleich, gefährdet sind und wo beide, Mutter und Kind, in einem eigenthümlichen hülflosen Zustande schweben, da wird das Weib von den Niedrigsten und Ungebildetsten aus dem Volke, von sogenannten Hebammen nicht allein berathen, sondern auch wirklich behandelt … Von der einen Seite hängen daher die Schwangeren, die Gebärenden und die Wöchnerinnen von der rohen und gewissenlosen Behandlung der Hebammen ab, von der anderen sind die der Unwissenheit, den Irrthümern und eingewurzelten Vorurtheilen ausgesetzt; daher muß sich der Kenner immer wundern, daß nicht mehrere Unglücksfälle, als sich wirklich ereignen, vorkommen.«

War die Mutter bei der Geburt, zum Beispiel durch unstillbare Blutungen, ums Leben gekommen, dann ging es in den Zeiten vor Milupa und Hipp-Babynahrung für das Kind ums blanke Überleben. Jörg gibt auch für diese Situation Ratschläge:

»Da aber eine gute und für das mutterlose Kind passende Amme selten zu haben ist, ob sich gleich häufig viele solche Miethlinge anbieten, so erfordert es große Vorsicht und viele Kenntnisse von seiten eines Arztes, um über die Brauchbarkeit derselben und über die Nützlichkeit für das fragliche Kind bestimmen zu können. Daher muß der Wahl der Amme jedes Mal eine sehr genaue ärztliche Untersuchung vorausgehen, wobei die in Vorschlag gekommene Person vom Scheitel bis zu den Fußsohlen an allen Stellen ihres Körpers besehen und an allen behaarten Theilen befühlt werden muß, um auszumitteln, ob sie sich wohl befinde, oder nicht. Ferner erfordert die Wichtigkeit der Sache, daß sich diese Untersuchung auch bis auf die Mund- und Nasenhöhlen und bis auf das Innere der Mutterscheide erstrecke. Hinsichtlich der Brüste eines solchen Mithlings muß ich die folgenden Anforderungen stellen: dieselben müssen mehr groß, derb und halbkugelig, aber nicht schlaff und hängend seyn, die Warzen müssen in der rechten Maaße hervorstehen, aber nicht zu kurz und nicht zu groß und nicht zu dick, aber auch nicht wund seyn … Weiter verlange ich von einer guten Amme, daß sie nicht verehelicht sey und nicht zu oft geboren; daß sie von gesunden Eltern aus der im Freien thätigen Klasse, aber nicht von sitzenden Handwerksleuten oder Fabrikarbeitern abstamme und auf dem Lande erzogen sey, und daß ihr Kind nicht viel älter oder junger sey, als das, welches sie zum Ernähren überkommen soll. Mit denen, welche einer Amme das phlegmatische Temperament wünschen, stimme ich nicht überein, ich sehe es vielmehr gern, wenn in einer solchen Person eine heitere Gemüthsstimmung vorwaltet.«

So hatte also der ideale »Miethling« auszusehen, eine Frau, der stillschweigend zugemutet wurde, daß sie ihr eigenes Kind zugunsten des hinzugekommenen vernachlässigte. Wie die Realität im Nachbarland Frankreich aussah, das hat die Pariser Philosophieprofessorin Elisabeth Badinter in ihrem Buch »Die Mutterliebe. Geschichte eines Gefühls« drastisch und erschütternd beschrieben.

Bis ins 19. Jahrhundert gehörte es in Paris nicht nur in den wohlhabenden Familien geradezu zum guten Ton, sein Kind von einer Amme auf dem Land aufziehen zu lassen. Tausende dieser Säuglinge sind alljährlich gestorben, ohne je ihre Mutter erlebt zu haben. Bei der Wahl eines Stallburschen für ihre Pferde würden die höheren Stände anspruchsvoller vorgehen, haben sich einige wenige zeitgenössische Moralisten mokiert. Unter den einfacheren Schichten war üblich: »Wenn die Geburtswehen einsetzen, begibt sich der Vater auf die Suche nach einer Amme.«

Auf Wagen völlig ungeschützt zusammengedrängt wurden die Kinder aufs Land transportiert; ging eines verloren, dann wurde nur in den allerseltensten Fällen nachgefragt. Die Ammen selbst lebten fast immer in bitterster Armut und mußten tagsüber auf den Feldern arbeiten; der Arzt Gilibert hat die Situation rund um Lyon beschrieben: »Während dieser Zeit ist das Kind völlig sich selbst überlassen; es erstickt in seinen Exkrementen, ist angebunden wie ein Verbrecher und ganz von Mücken zerstochen. Die Milch, die es saugt, ist eine durch heftige Anstrengung erhitzte Milch, eine bittere, seröse, gelbliche Milch. Es kommt daher zu den furchtbarsten Krankheitserscheinungen, die sie, die Kinder, bis ins Grab bringen können.«

66

Von Krämpfen geschüttelt, wurden die Säuglinge zumeist eng zusammengeschnürt und entweder auf Strohsäcke gebettet oder sogar an Wandhaken aufgehängt, um nicht von Ungeziefer und herumstreunenden Hunden gebissen zu werden. Krank und verkrüppelt sind viele von ihnen ins Elternhaus zurückgekehrt.

Es ist für uns heute kaum mehr nachzuvollziehen, wie der Alltag in vergangenen, obgleich schon als »zivilisiert« geltenden Jahrhunderten ausgesehen hat, sei es der Überlebenskampf von Frauen und Kindern, von Hebammen und Ärzten. Auch wenn uns viele Einrichtungen gewiß grausam und barbarisch erscheinen, so wurde dennoch um Fortschritt in kleinsten Etappen gekämpft. Der Frauenarzt Jörg berichtet von solchen Projekten:

> »Zur Ausführung des Vorschlages, die Kinder durch Ziegen säufen zu lassen, kann ich aus mehrern Gründen nicht rathen. Erstlich ist die Ziegenmilch viel dicker und gröber, als die Menschenmilch, und daher für das Kind auch viel zu schwer. Zweitens lassen nur sehr wenig Ziegen Kinder an sich saugen, und schlagen und stoßen nach denselben, wenn sie den Zitzen nahe gebracht werden. Bindet man aber einem solchen Thiere die Füße aneinander, um das Kind gegen Stöße oder Schläge zu sichern, so hält es meistentheils in seinem Unmuthe die Milch zurück und vereitelt alle Versuche des Säuglings, sich zu nähren. Ehe der Brunnenarzt in Brückenau, Dr. Zwierlein, seine wohlgemeinte Schrift: Die Ziege als beste und wohlfeilste Säugamme, herausgab, war der Versuch in Paris mit den Findlingen schon im Großen angestellt worden; man hatte jedoch das Nachtheilige dieses Verfahrens, mutterlose Säuglinge zu ernähren, erkannt und war daher auch gänzlich davon abgegangen.«

Angesichts solcher Schilderungen kann das alte Sprichwort »Speikinder sind Gedeihkinder«, das Jörg an anderer Stelle anführt, wohl nur als optimistische Aufmunterung gebraucht worden sein. Immerhin zieht der altgediente Frauenarzt, der ganz bestimmt Leid und Armut genug miterlebt hat, aus seinen Beobachtungen Schlüsse, die in die entscheidende Richtung weisen:

> »Mehrere Männer haben das, was ich eben ausgesprochen habe, deutlich und tief gefühlt, und haben daher das Uebel durch einen fleißigen und zweckmäßigen Hebammenunterricht zu mildern gesucht, und es läßt sich

nicht leugnen, daß dadurch vieles gewonnen werden kann. Allein ist es
auch eben so gewiß, daß noch vieles zu wünschen übrig bleibt, so lange
die Hebammen aus der niedrigsten Volksclasse genommen werden müssen, und so lange ihnen eine höhere Cultur des Geistes und die nöthige
Moralität abgehen. Nur dann können sich die Gebärenden und Wöchnerinnen eine bessere Behandlung versprechen, wenn sich gebildetere und
moralisch bessere Frauen den Hebammengeschäften unterziehen.«

Denn wie ein Perpetuum mobile ergänzen einander jahrhundertelang die
Vorurteile gegen die Unwissenheit der Frauen und die Ausgrenzung ebendieser von Bildung und Unterricht. Einer der ganz wenigen Männer, der
diesen Zusammenhang auch erkannte und zuzugeben die Größe besaß,
war der Königsberger Stadtpräsident von Hippel. In seinem 1792 erschienenen Buch »Über die bürgerliche Verbesserung der Weiber« hat er sich
sogar für die Zulassung von Ärztinnen eingesetzt. Im Schamgefühl und in
der Scheu vor dem männlichen Arzt sah er nämlich sehr wohl den Grund,
weshalb Frauen viel zu oft ihre Beschwerden geheimhielten, bis eine
Krankheit unheilbar geworden war.

Noch 1868 mußte die Schrift »Warum läßt man die Frauen in der Rückenlage gebären? Eine Frage an die deutschen Ärzte«, die offenkundig von
einer Hebamme verfaßt worden war, anonym erscheinen. Darin wird von
der mutmaßlichen Verfasserin konstatiert, »dass bei der Rückenlage der
Frau arg gegen die Gesetze der Mechanik gesündigt, die einzelnen
Geburtsacte nicht nur nicht unterstützt, sondern ihnen entgegengewirkt,
und die Frau erheblich gequält und sammt dem Kinde in die Gefahr der
Beschädigung gebracht wird. (Zerreissen des Dammes, Erzeugung von
Hämorrhoiden durch vermehrte Quetschung des Mastdarmes, Abbrechen
des Steißbeines, Kröpfe, Vorfälle der Gebärmutter durch Erschlaffung der
zu sehr angestrengten Bänder, vollständige Erschöpfung der Frau, Brüche
u. s. w. sind ohngeachtet der besten Absicht der bei der Geburt helfenden
Personen die leider nur zu häufigen, aber ganz natürlichen Folgen eines
Verfahrens, welches die Winke der Natur und die Gesetze der Mechanik
unbeachtet lässt.)«

Bezeichnenderweise waren die ersten deutschen Ärztinnen fast immer
Töchter und/oder Gattinnen von Ärzten, wie zum Beispiel Dorothea
Christiane Erxleben. Friedrich der Große war auf das Mädchen aufmerk-
sam gemacht worden, das unerhörterweise die lateinische Sprache in Wort
und Schrift beherrschte und seinen Vater in die Krankenstuben begleitete.

1754 hat sie, nur durch einen eigenen Erlaß des Landesherrn ermöglicht, an der Universität Halle das Examen zum Doktor der Medizin ablegen dürfen.

Ebenfalls in ein günstiges familiäres Umfeld eingebettet waren Josepha von Siebold, die sich als Arztgattin mit der Geburtshilfe beschäftigt hatte und 1819 an der Universität Gießen ihr Doktordiplom erhielt, sowie ihre Tochter Charlotte, die von den Eltern frühzeitig in medizinische Fragen eingeführt worden war. Mit der Schrift »Über die Schwangerschaft außerhalb der Gebärmutter und über eine Bauchhöhlenschwangerschaft insbesondere« hat sie promoviert, sich in ihrer Praxis in Darmstadt ganz besonders armer Wöchnerinnen angenommen, und hat schließlich sogar bei der Geburt der späteren Königin Viktoria von England 1819 ärztlichen Beistand geleistet.

Aber solche Lebensläufe sind rare Ausnahmen, die mit glücklichen Lebensumständen, mit ganz besonderer Zähigkeit und Ausdauer zu tun haben. Den Frauen im allgemeinen war jeglicher Zugang zu höherer Bildung verwehrt, Frauenärzte haben diese Ausgrenzung noch verschärft, indem sie immer wieder auf die schädlichen Einflüsse der »Lectüre« für den weiblichen Körper und seine Gebärfähigkeit hingewiesen haben. Fragen à la »Wann dürfen Mütter ihre Töchter zum wissenschaftlichen Unterricht verhalten?« wurden ernsthaft erörtert; der Arzt Leopold Fleckles schildert 1832 eindringlich die Auswirkungen von »Lectüre« auf empfindsame weibliche Gemüter:

> »Daher sind die Mädchen, die dieser Neigung huldigen, zu Kopfschmerzen, Gehirnentzündungen, Melancholie und, wie andere Gelehrte berichten, zum Wahnsinne geneigt, wovon man vorzüglich in Hauptstädten bedauernswerthe Beispiele findet.«

Angesichts solch gängiger Urteile erscheint die Meinung des holländischen Arztes Franz de le Boe geradezu revolutionär. Hatte er doch bereits im 17. Jahrhundert die Ursache für viele weibliche Leiden darin gesehen, daß ein Wesen, welches in ständiger Unterordnung vom Manne lebe, einfach traurig und furchtsam und deshalb anfälliger für nervöse Allgemeinerkrankungen sein müsse. Diese Ansicht ist allerdings ohne Widerhall geblieben, ganz im Gegenteil, Ängstlichkeit in allen Lebenslagen wurde ganz allgemein als weibliches Merkmal betrachtet:

»Eine besonders hervorgehobene Eigenschaft im Gemüthe des Weibes ist die Furcht …

Die schärfsten Waffen des Weibes, Schönheit und Anmuth, sind nicht immer anwendbar, compensiren nicht immer den Mangel der körperlichen und geistigen Stärke, und je mehr das Weib von dieser Wahrheit überzeugt wird, um so mehr unterliegt es der Furcht und Bangigkeit … so mag es auch darin liegen, daß das Weib weniger Sinn für die Freiheit zeigt. Uebrigens kommt noch das hinzu, daß der Mann durch seine größeren Lungen mehr zum Luftthiere erhoben worden ist, dagegen das Weib durch seinen thätigern Darmkanal mehr an den Boden geheftet wurde. Daher durchschneidet aber auch der Mann weit mehr, gleich dem Zugvogel, die Räume der Erde und des Meeres, als das Weib, und es ist gegen die vielen Männer, welche dergleichen Reisen machten, kein Beispiel von einer Frau bekannt, welche eine Reise um die Erde freiwillig unternommen hätte.«

> Junge Frauen, die ungeachtet ihres tätigen Darmkanals wenigstens über Büchern und Reiseberichten der häuslichen Enge entfliehen wollten, waren in höchstem Maß gefährdet. Hatte doch der bekannte Göttinger Frauenarzt Friedrich Benjamin Osiander – dem mit heißem Wasser so übel mitgespielt worden war – »den Trieb der Mädchen, Romane zu lesen« als die Krankheit »Romansucht« erkannt: »Nichts wirkt auf Kopf und Herz eines jungen Frauenzimmers so nachtheilig, als die an sich verderbliche Lectüre. Unsere Romane verwischen binnen kurzem die blühende Farbe unserer Jungfrauen und legen den Grund zu unheilbaren Nervenübeln.«
> Über ein 1798 geborenes Mädchen aus guter Familie kann man an anderer Stelle nachlesen:

»Es ist ein großes Glück für Auguste gewesen, daß sie in ihrer Jugend vor aller schädlichen Lektüre bewahrt und ihre reine Seele niemals vom Schmutz der Romane belastet worden ist. Das Lesen solcher Bücher wurde überhaupt in der Familie als nachteilig und unschicklich für Mädchen betrachtet.«

> Der Direktor des Medizinhistorischen Institutes der Universität Bonn, Johannes Steudel, beschreibt in einem 1959 erschienenen Aufsatz die aussichtslose Situation wissensdurstiger Frauen bis ins 20. Jahrhundert hinein: »Bis zum Beginn unseres Jahrhunderts bestand das größte Hindernis für eine akademische Frauenbildung darin, daß es einem jungen Mädchen

nahezu unmöglich war, sich die für die Immatrikulation notwendige Vorbildung zu erwerben. Für das Medizinstudium wurde das Abgangszeugnis eines Gymnasiums verlangt. Bei der strengen Trennung des Unterrichts für die Geschlechter gab es aber für die Frau keinen Weg, sich die Gymnasialbildung zu erwerben, es sei denn durch Privatunterricht. Wenn deshalb im Jahre 1873 die medizinische Fakultät der Universität Leipzig in einer – wie es scheinen könnte – überaus fortschrittlichen Gesinnung beschloß, Studierende ohne Rücksicht auf das Geschlecht zu Vorlesungen und Übungen zuzulassen, so brauchte sie nicht mit einem Ansturm von Studentinnen aus ganz Europa zu rechnen, da höchstwahrscheinlich keine Frau die Vorbedingungen für eine ordnungsgemäße Immatrikulation erfüllen konnte.«

Der zu seiner Zeit höchst angesehene Neurologe Paul Julius Möbius, ein Mann mit einem atemberaubenden Frauenhaß, hat in seiner 1912 in zehnter Auflage erschienenen und vieldiskutierten Schrift »Ueber den physiologischen Schwachsinn des Weibes« den Frauen überhaupt jegliches Anrecht auf Bildung abgesprochen:

> »Nach alledem ist der weibliche Schwachsinn nicht nur vorhanden, sondern auch notwendig, er ist nicht nur ein physiologisches Faktum, sondern auch ein physiologisches Postulat. Wollen wir ein Weib, das ganz seinen Mutterberuf erfüllt, so kann es nicht ein männliches Gehirn haben. Ließe es sich machen, daß die weiblichen Fähigkeiten den männlichen gleich entwickelt würden, so würden die Mutterorgane verkümmern, und wir würden einen häßlichen und nutzlosen Zwitter vor uns haben. Jemand hat gesagt, man solle vom Weibe nichts verlangen, als daß es ›gesund und dumm‹ sei. Das ist grob ausgedrückt, aber es liegt in dem Paradoxon eine Wahrheit. Übermäßige Gehirntätigkeit macht das Weib nicht nur verkehrt, sondern auch krank. Wir sehen das leider tagtäglich vor Augen. Soll das Weib das sein, wozu die Natur es bestimmt hat, so darf es nicht mit dem Manne wetteifern. Die modernen Närrinnen sind schlechte Gebärerinnen und schlechte Mütter. In dem Grade, in dem die ›Zivilisation‹ wächst, sinkt die Fruchtbarkeit, je besser die Schulen werden, um so schlechter werden die Wochenbetten, um so geringer wird die Milchabsonderung, kurz, um so untauglicher werden die Weiber … Neuerdings möchte man sogar Mädchengymnasien haben, von denen der Pfarrer Hansjakob sagt, sie seien so unnütz wie ein Kropf. Das beste wäre, die ›höheren Schulen‹ samt und sonders niederzureißen … Schützt das Weib gegen den Intellektualismus.«

Widerwillig mußte Möbius allerdings die Existenz vereinzelter »Mädchen mit Talenten und überhaupt männlichen Geisteseigenschaften« eingestehen: »Ihnen sollte man nichts in den Weg legen.« Ja, sogar das Studium der Medizin stand ihnen dank Möbius offen, konnten doch »gelegentlich weibliche Ärzte nützlich sein, z. B. in mohammedanischer Bevölkerung«. Die – grammatikalisch nicht ganz ausgereifte – Kernaussage von Doktor Möbius war jedenfalls: »Ihr Instinkt macht das Weib tierähnlich, unselbstständig, sicher und heiter.« Und damit nur ja keine Mißverständnisse aufkämen, hat er noch erklärend hinzugefügt: »Sehen wir uns auch genötigt, das normale Weib für schwachsinnig zu erklären, so ist damit doch nichts zum Nachteil des Weibes gesagt.«

Die medizinische Fachwelt zu Beginn des 20. Jahrhunderts war voll des Lobes über solche Erkenntnisse. Das Blatt »Die Heilkunde« konnte nicht anders als »den Worten Möbius' Beifall zu zollen«: »Es gibt Berufe, die gerade für die Frau passen und die sich die Männer nur widerrechtlich angeeignet haben [war damit etwa der Beruf des Frauenarztes gemeint?]. Von anderen Berufen kann es immer nur heißen: Die Frauen weg! Hierzu gehört auch der Beruf des Arztes. Ob die Frau als Forscher irgend etwas zu leisten imstande sein könnte, muß man füglich bezweifeln, denn in allen Berufen, die bisher den Frauen offen standen, wurden sie stets von den Männern übertroffen. Man kennt weder einen weiblichen Beethoven, noch einen weiblichen Goethe oder Rubens. Aber selbst auf dem Gebiete der Kleidermacherkunst und der Küche waren immer nur Männer maßgebend.«

Der »Reichs-Medicinal-Anzeiger« geriet geradezu ins Schwärmen: »In dieser sehr interessanten Arbeit weist der bekannte Verfasser in höchst genialer Weise nach, daß das Weib sowohl karger mit Geistesgaben versehen ist, als der Mann, als auch, daß es diese auch viel rascher wieder einbüßt als letzterer.«

Die Berichterstattung der »Schlesischen Ärzte-Correspondenz« ist von Ergriffenheit gezeichnet: »Es spricht zu uns ein ernster und erfahrener und um die Wissenschaft sehr verdienter Arzt, der uns ausdrücklich versichert, nicht provozieren zu wollen und der gewiß keinen Gefallen daran findet, auf einem besonders extremen Standpunkt zu stehen. Er erblickt in der ›Vermännlichung‹ des weiblichen Gehirns ein Unglück für die Gesundheit und die Fortentwicklung des Volkes, und seine eindringliche Warnung muß uns zu ernstem Nachdenken anregen. Gerade an uns Ärzte richtet Möbius den Appell im Interesse des menschlichen Geschlechts, hier zu raten und zu warnen.«

72

Im »Interesse des menschlichen Geschlechts«, damit war doch wohl das »Interesse des männlichen Geschlechts« gemeint. Im »Centralblatt für Nervenheilkunde« äußert sich ein gewisser Dozent Dr. Gaupp dementsprechend: »Denn in der Tat: wenn etwas geeignet ist, die Ausführungen von Möbius über das geistige Wesen des Weibes zu stützen, so sind es manche dieser Kritiken, die seine Schrift (namentlich auch im Lager der Emanzipierten) veranlaßt hat. Man lese z. B. die albernen und leidenschaftlich-gehässigen Redensarten, mit denen ein bekanntes Haupt der Frauenbewegung die Schrift abzutun glaubt, und man wird sehen und fühlen, wie recht er mit seiner Bekämpfung dieser Emanzipierten, sowie der männlichen Feministen hat.«

»Ein bekanntes Haupt der modernen Frauenbewegung«, damit war Hedwig Dohm (1833–1919) gemeint, die als kämpferische Schriftstellerin im Deutschland Bismarcks alle Voraussetzungen erfüllte, um von der Männerwelt als hysterisch verunglimpft zu werden. Unter anderem hat sie sich auch über die Allmacht der Frauenärzte geäußert: »Gegen diejenige Kategorie von Ärzten lehne ich mich auf, die im Weibe nichts als ein Werkzeug sehen für – Herrenzwecke.«

Zu den Ergüssen des Doktor Möbius hat sie in der Zeitschrift »Die Frauenbewegung« im Jahre 1901 voller Ironie Stellung bezogen: »Früher legte man zur Begründung der weiblichen Inferiorität den Nachdruck auf die Kleinheit des Frauengehirns. Seitdem sich aber herausstellte, daß das Gehirngewicht des Hauptvertreters dieser Ansicht (erst nach seinem Tode, bemerke ich, um Mißverständnissen vorzubeugen) hinter dem Durchschnittsgewicht weiblicher Gehirne zurückblieb, hat man diesen Beweis fallengelassen. Gott sei Dank, hat sich ja nun als Ersatz die mangelhafte Konstruktion des weiblichen Denkorganes eingestellt.«

Mit solcher Keckheit standen die Vorkämpferinnen der deutschen Frauenbewegung auf verlorenem Posten. Selbst die Schriftsteller»kollegen« ihrer Zeit wie Jean Paul oder Ludwig Börne haben sich über die sogenannten »Blaustrümpfe« vor allem lustig gemacht:

> »Zwei Dinge vergißt ein Mädchen am leichtesten, erstlich wie sie aussieht – daher die Spiegel erfunden wurden – und zweitens, worin sich das von daß unterscheidet.«
>
> »Die einzige Frau seit Erschaffung der Welt, die gar keine orthographischen Fehler gemacht hat, war unsere Mutter Eva, denn diese konnte noch nicht schreiben.«

Merke: Ein Mann, der Frauen ganz allgemein als schwachsinnig bezeichnet und sie zu dummen und gesunden Gebärmaschinen degradieren will, wurde von der Ärzteschaft seiner Zeit als geistreicher Mahner gefeiert. Eine Frau, die sich dagegen auszusprechen wagte, wurde als leidenschaftlich-gehässig diffamiert.

In einem solchen Klima von Haß und Verachtung haben die ersten Medizinstudentinnen in Deutschland die Universitäten besucht, ihre Prüfungen abgelegt, alle Schikanen ertragen und ihre Praxen dann zumeist in Arbeitervierteln eröffnet. Nur mit Sondergenehmigungen oder durch »stillschweigende Duldung« haben Ärztinnen wie Franziska Tiburtius in der zweiten Hälfte des 19. Jahrhunderts ihrer Behandlung von meist mittellosen Frauen nachgehen können. Sie waren Zielscheiben von Spott und Hohn, noch 1890 hat die Erwähnung eines weiblichen Arztes unter den Herren im deutschen Reichstag »ungeheure Heiterkeit« ausgelöst.

Gegen das dreiste Vordringen von Frauen an die Universitäten hat der berühmte Professor der Anatomie und Physiologie zu München, Theodor Ludwig von Bischoff, welcher 1844 den Vorgang des Eisprunges erstmals beschrieben hatte, Jahre später als weiser alter Herr mahnende Worte gefunden:

»Für die Studenten muß die Gegenwart vielleicht hübscher und üppiger Mädchen in den Vorlesungen eine beständige Veranlassung zur Zerstreuung, Unaufmerksamkeit und gefährlicher Abwege der Phantasie werden ... Nun denke man sich eine Vorlesung über Anatomie in Gegenwart von Dutzenden junger Männer und junger Mädchen oder Frauen, in welcher, selbst abgesehen von der Beschreibung und Demonstration der Geschlechtsorgane selbst, bei jeder Materie, Muskeln, Gefässen, Nerven etc. von den Geschlechtsorganen gesprochen werden muss, dieselben demonstrirt und in natura gezeigt, ihr Gebrauch und selbst ihr Missbrauch erörtert werden!! Nach neuesten Mittheilungen in der Augsburger Allgemeinen Zeitung vom 24. Februar des Jahres ist es dann auch bei den anatomischen Vorlesungen eines Collegen in Petersburg zum Ausbruche gekommen, indem die ›Damen‹ Excesse aller Art veranlasst haben.«

Bemerkenswert erscheinen die Unterschiede, die Professor Bischoff über das Schamgefühl von Frauen anstellt. »In natura« vorgeführt zu werden, das gehörte – wie bereits an früherer Stelle beschrieben – zum Hochschulalltag. Die Gegenwart von weiblichen Studierenden hingegen hielt er

»geradezu für einen großen Verstoss gegen Anstand und gute Sitte und für eine schamlose Preisgebung allen weiblichen Zartgefühles«. Bischoff war denn auch zuversichtlich, von seinem Hörsaal Petersburger Zustände fernzuhalten:

> »Ich für meine Person bin aus diesem Grunde vorzüglich fest entschlossen, weiblichen Zuhörerinnen zu meinen Vorlesungen n i e m a l s den Zutritt zu gestatten.«

Der Zutritt war sowieso mit Schikanen aller Art verbunden. Eine Frau, die um die Wende vom 19. zum 20. Jahrhundert an einer deutschen Universität Medizin studieren wollte, mußte zuerst den Professor aufsuchen, dessen Vorlesung sie zu besuchen gedachte. Von ihm mußte sie sich eine Erklärung erbitten, daß er keinerlei Bedenken gegen ihre Anwesenheit im Hörsaal einzuwenden hatte. Damit ausgerüstet mußte die entschlossene Studentin in spe ein Ersuchen an den Rektor der Universität richten, der dieses wiederum an das zuständige Ministerium weiterzuleiten hatte. Mit viel Glück wurde die Ausnahmegenehmigung sodann erteilt – gültig für ein Semester! Anschließend mußte die Prozedur wiederholt werden.
Ein wichtiges und gerne angeführtes Argument gegen Ärztinnen war die geringe Belastbarkeit des weiblichen Organismus. Mediziner aller Fachrichtungen fühlten sich berufen, in groß angelegten »Studien« Beweismaterial zu sammeln, zum Beispiel über die geringere Gehirnmasse der Frauen oder ihre geschlechtsbedingten Ausfallerscheinungen. Professor Bischoff hat sich auch hierbei zum Wortführer aufgeschwungen:

> »Die Schwäche der weiblichen Natur offenbart sich aber auch vor allem in ihrem eigenen Geschlechtsleben. Ist die Aerztin ein wirklich gesundes Weib, wie wird es ihr ergehen, wenn sie alle vier Wochen den ihrem Geschlechte schuldigen Tribut zu leisten hat, der ihren eigentlichsten Beruf in der menschlichen Gesellschaft bezeichnet. S e l b s t wenigstens für drei bis vier Tage meistens in ihrem gesunden Gefühl getrübt, in Gefahr ihren Zustand Kundigen durch verschiedene Zeichen und Zufälligkeiten zu offenbaren, soll sie selbst anderen Leidenden helfen, und sich körperlich und geistig frei am Krankenbett bewegen! Warum sind die Weiber zu allen Zeiten und bei fast allen Nationen in dieser Periode für unrein gehalten worden, warum ziehen sie sich zu dieser Zeit selbst in den gebildetsten Kreisen zurück? Weil sie sich ihrer Schwäche, Empfindlichkeit, Reizbarkeit

und Verletzbarkeit bewußt sind. Ist es nicht empörend und im höchsten Grade verletzend, die Aerztin sich auch zu dieser Zeit bewegen zu sehen, oder ihr zuzumuthen sich zu bewegen, als wenn gar nichts los wäre?«

So äußerten sich männliche Ärzte also voller Besorgnis über die »Zumuthung« für Frauen, sich an den gewissen »drei bis vier Tagen« betätigen zu müssen, anstatt auf einem Diwan zu ruhen.

»Es gibt kein einziges Weib, es gibt keine Frauensperson, wo immer und in welchen Lebensbedingungen immer sie auch leben möge, die nicht zur Zeit ihrer monatlichen Menstruation körperlich und seelisch minder leistungsfähig wäre! Wie soll man, um auf das Beispiel der Ärztin zu kommen, von einer solchen Frau, die zufällig selbst durch den Eintritt ihrer Periode unter den stärksten Krämpfen leidet, verlangen können, daß sie des Nachts aus ihrem Bett aufstehe, hinausgehe bei Wind und Wetter, um einer anderen Person, die vielleicht bloß an stärkeren Zahnschmerzen leidet, zu helfen? Sie wird nicht aufstehen, nicht aber etwa, weil sie nicht will, sondern weil sie nicht kann! Die körperliche Beschaffenheit, die Naturvorgänge des Weibes sind und bleiben es also in erster Linie, die den Berufsmöglichkeiten und Fähigkeiten des weiblichen Geschlechtes gewisse Grenzen setzen. Und diese Grenzen sind wahrlich gewiß nicht allzu eng gezogen! Es gibt der Möglichkeiten genug und genug!«

Wahrlich, diese Möglichkeiten gab es für Frauen genug und genug. Als Dienstmädchen und Fabrikarbeiterinnen waren ihnen keinerlei Grenzen gesetzt, als Krankenschwestern durften sie sehr wohl Nachtwachen schieben, was männliche Ärzte ihren weiblichen Kolleginnen aus Ritterlichkeit so gerne ersparen wollten. Frauenärztinnen wären zu schwach, um Wendungen im Mutterleib vorzunehmen, hieß es. Als Hebammen haben sie dies Jahrtausende hindurch fertiggebracht. Der Begriff »Arbeitskraft« wurde nach Belieben ausgelegt. Ashwell erinnert sich mit Genugtuung an eine Patientin, welche »sich später wieder als Dienstmädchen vermiethen konnte ... bis sie im Juli 1836 wiederum in das Hospital aufgenommen wurde, wo sie nach ungefähr vier Wochen starb. Der Körper war sehr abgemagert.«
In einer Schrift aus dem 19. Jahrhundert, als sich die Ärzteschaft so sehr über die Zumutung des Studiums für Frauen empörte, wird die Situation der Arbeiterinnen beschrieben ...

»… die in Glashütten, Papiermühlen, Leimsiedereien, Tabakfabriken usw. frohnen, in glühenden Baumwollmühlen halb entkleidet arbeiten, in erstickendem Staub und Schmutz sich zugrunde richten, in den Flachsspinnerein durch dauerndes Imwasserstehen sich in frühen Jahren die Schwindsucht zuziehen. Frauen waren schon damals tätig in Ziegeleien, beim Feststampfen der Steine, als Metallarbeiterinnen, als Grubenarbeiterinnen, sie nähten sich für Hungerlöhne Stich um Stich zu Tode, sie verrichteten damals wie heute die schwerste Feldarbeit – aber die weibliche Konstitution ist zu zart (so sagt der Patriarch), um Frauen die Universitäten zu eröffnen!«

So wenig Verständnis haben also Frauenrechtlerinnen für das ritterlich-galante Betragen der Herren Akademiker aufgebracht.

»Nun ändert man die Art der Argumentation und betont, daß die Ausübung der Medizin den zarten Nerven einer Frau und ihrem Schamgefühl nicht zumutbar wäre. Zur selben Zeit aber läßt man Frauen uneingeschränkt den Beruf der Krankenschwester ergreifen. Es scheint, daß die schrecklichen Wunden verbinden, an Totenbetten wachen, die alten und jungen Kriegsverwundeten zu waschen in keinem Fall das weibliche Schamgefühl verletzen oder die Nerven der so empfindlichen Frauen zerrütten kann, solange sie männlichen Ärzten untergeordnet sind und nur lächerliche Gehälter und nicht ansehnliche Honorare bekommen«, kommentiert Evelyne Sullerot in ihrem Buch »Die emanzipierte Sklavin. Geschichte und Soziologie der Frauenarbeit« die Situation an den Krankenhäusern bis weit ins vergangene Jahrhundert hinein.

Frauen wie Hedwig Dohm haben sich immer vehementer gegen die Heuchelei und Doppelmoral zur Wehr gesetzt: »Der Einwurf der Menstruation ist absolut hinfällig, so lange man nicht alle arbeitenden Frauen in den Menstruationstagen von der Arbeit suspendiert. Ob sich die Ärzte während der Leidenstage ihrer Köchinnen mit kalter Küche oder mit einer durch Gemütsdepression herabgesetzten Kochkunst begnügen würden? Ob sie nicht vielmehr die Köchin, die allmonatlich ihr Menstruationsgeheimnis verrät, gern mit einer anderen, diskreteren vertauschten!«

So gingen die Meinungen über die Hinfälligkeit der Frauen hin und her. Immerhin hatte ein Handbuch der medizinischen Statistik von 1865 konstatiert: »Auch ist ja das Weib von Geschlechts wegen ohnedies nahezu $1/_5$ seines Lebens invalid, oft wirklich leidend und krank.« Und schon Bartholomäus von Battisti, »der Weltweisheit und der Arzneykunst Doktor«, hatte

in seinen »Abhandlungen von den Krankheiten des schönen Geschlechts«
von 1784 gewußt:

»Diese entstehen nun aus dem schwachen Baue ihres Körpers, wovon ihr
schlaffes Temperament, und zuweilen die Vollblütigkeit entspringen, aus
jener leitet man die unter dem schönen Geschlechte so gemeinen schlei-
migen, und wässerichten Krankheiten her, als die Schleimsucht, alle Gat-
tungen der Bleichsucht, Wassersucht, die Verstopfungen der Eingeweide,
aus diesel verschiedene Blutflüsse.«

So kränkelten die Frauen also zeitlebens vor sich hin und sonderten zumeist auch noch allerhand Unappetitliches ab, litten an »Weißem Fluß«, an
»Schleimsucht« und eben an ihrer »Monatlichen Reinigung«, vom berühmten Arzt und Chemiker Johan Baptista van Helmont im 17. Jahrhundert
auch als »Monatliche Blödigkeit« bezeichnet.

2 »Es gibt kein Gift in der Welt, das schädlicher ist als das menstruum« – Paracelsus

Im Jahre 1991 n. Chr. pflegte ein Professor der Jurisprudenz in Mainz seine Studentinnen aufzufordern, sich doch im Hörsaal in die letzte Reihe zu setzen, wenn sie gerade menstruierten – er könne sonst bei dem Gestank nicht arbeiten. Diese Begebenheit und viele andere unglaubliche Details haben Sabine Hering und Gudrun Maierhof in ihrem Buch »Die unpäßliche Frau« zusammengetragen. Heutzutage wird in den Werbespots zur Hauptabendzeit ausnahmslos blaue Flüssigkeit verwendet, um die Saugfähigkeit von diversen Binden und Tampons zu demonstrieren. Aber wie ein blutroter Faden zieht sich die Ahnungslosigkeit und Ablehnung der Männerwelt gegenüber der menstruierenden Frau durch die medizinische Literatur.

»Es ist und bleibt ein Geheimnis«, hatte der französische Arzt de la Motte 1732 resignierend notiert.

»Warum die Menstruation alle vier Wochen einmal wiederkehrt, läßt sich mehr vermuthen, als durch Gründe bestimmen«, wundert sich Frauenarzt Jörg noch 1832: »Viele Physiologen haben diese höchst merkwürdige Function (die weibliche Periode, die weiblichen Regeln, die Reinigung, das Monatliche, Menstruatio, fluxus mensium, Catamenia) zu erklären gesucht, allein noch Keinem ist es gelungen, hinlängliche Aufschlüsse darüber zu geben.«

Und sein Kollege Leopold Raudnitz stellt zehn Jahre später bedauernd fest: »Über die Ursache der periodischen Blutausleerung läßt sich nur wenig Zuverläßiges angeben.«

Wenig Fortschritt also gegenüber den Ansichten der alten Griechen, die – logo – im nur halbfertigen Körper der Frau die Ursache für das periodische Getröpfel sahen. In seiner Schrift »Über die Krankheiten der Frauen« hatte Hippokrates den weiblichen Organismus als mehr feucht und weniger dicht als jenen des Mannes beschrieben. Gesundheit wurde als Gleichgewicht aller Säfte des Körpers verstanden. Kam es nun zum Säfteüberschuß, so mußte dieser durch Erbrechen, Schwitzen oder eben das allmonatliche

»Abtropfen« oder »Überfließen« der Frau abgebaut werden (noch im 19. Jahrhundert wird die »Blutüberfüllung des Weibes« immer wieder als Ursache von Beschwerden beschrieben).

Der »Klassiker« von der notwendigen »Reinigung« der Frau war geboren und fortan nicht mehr auszurotten. Die Kirche verquickte diese Theorie nur allzu gerne mit ihren Bestrebungen, die Frau als Verführerin zu stigmatisieren. Selbst eine in unserer heutigen Zeit als so fortschrittlich gepriesene Persönlichkeit wie die Äbtissin Hildegard von Bingen beschrieb im 12. Jahrhundert Menstruation als Strafe für ein diffuses Vergehen:

»Als der Fluß der Begierde in Eva eingezogen war, wurden alle ihre Gefäße dem Blutstrom geöffnet. Daher erlebt jede Frau bei sich stürmische Vorgänge im Blute, so daß sie, ähnlich dem Ansichhalten und Ausfließen des Mondes, die Tropfen des Blutes bei sich behält und vergießt ... Alle Gefäße des Weibes würden unversehrt und gesund geblieben sein, wenn Eva allezeit im Paradiese verblieben wäre.«

Esther Fischer-Homberger zitiert in ihrem Buch »Krankheit Frau« einen mittelalterlichen Autor, der offenbar chemisch interessiert gewesen war, hatte er doch herausgefunden, »daß das menstruationserregende Ferment in dem Apfel der Eva enthalten gewesen sei«.

War aber die menstruierende Frau sündig, so mußte auch das von ihr ausgeschiedene Blut schädlich sein – der berühmte Paracelsus hat sich im Jahre 1566 eindeutig geäußert: »Es gibt kein Gift in der Welt, das schädlicher ist als das menstruum.« Gemäß den Beobachtungen mittelalterlicher Gelehrter schieden Frauen die besagte Mixtur aber nicht nur auf dem bekannten Wege aus, sondern sonderten sie auch durch Dämpfe und Blicke ab. Bereits Aristoteles hatte ja gewußt, daß der Anblick einer menstruierenden Frau genüge, um jeden Spiegel zu trüben. Weshalb sich die Frauen aber an der gefährlichen Substanz nicht selbst vergiften, darauf gibt Johannes von Ketham in einer medizinischen Schrift von 1491 eine originelle Antwort: »Weil sie sich an das eigene Gift gewöhnt haben.«

Menstrualblut galt fortan als Ursache für Pest und Syphilis und Pocken, wurde von heilkundigen Frauen angeblich tropfenweise zur Zubereitung von Zaubertränken und Liebeselixieren verwendet. Von der giftigen Frau war es nur noch ein kurzer Schritt zur Giftmischerin und Hexe, die Folgen waren für hunderttausende Frauen qualvoll und sind bekannt.

80

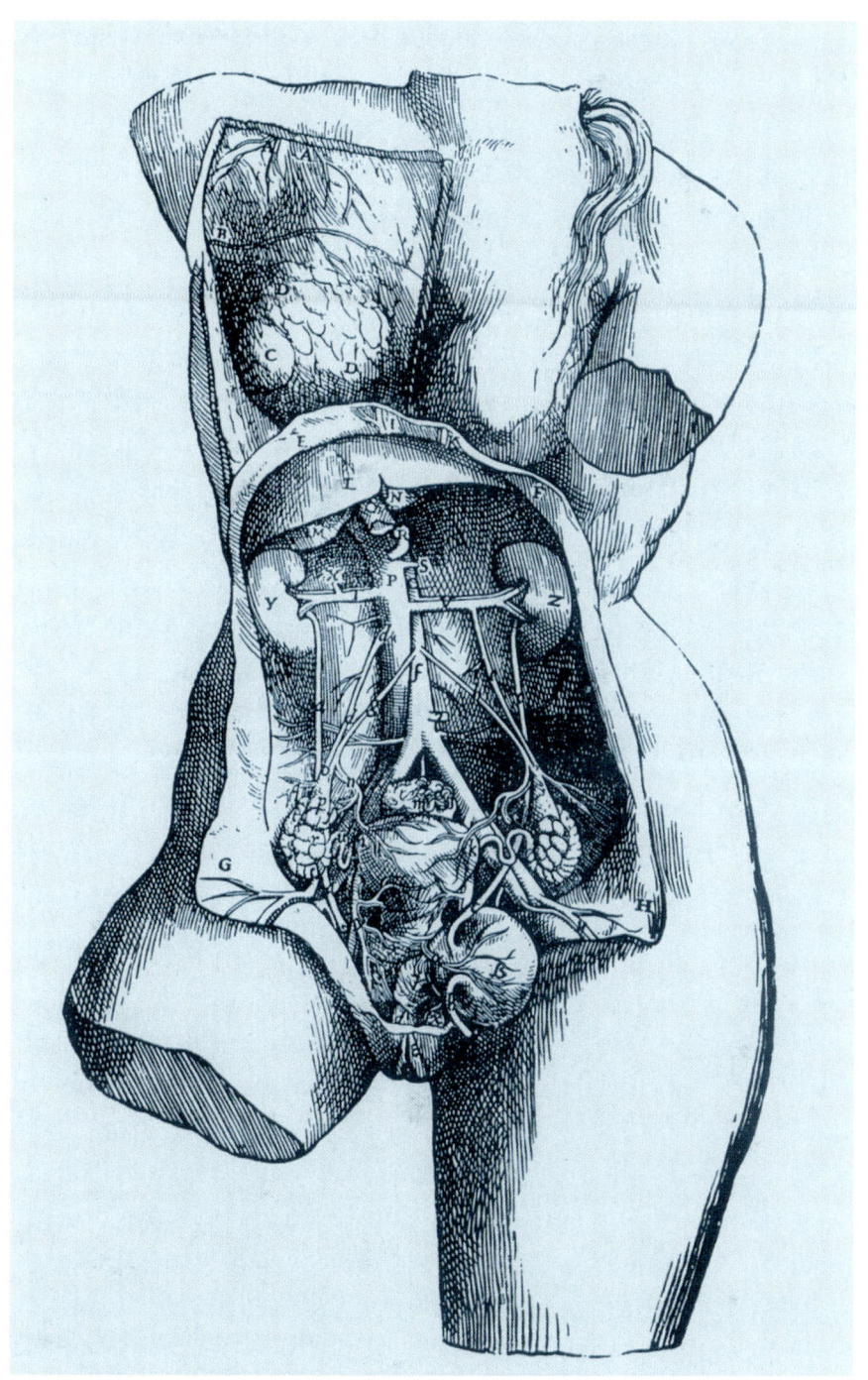

Anatomische Darstellung des berühmten Wissenschaftlers Andreas Vesal, 1543

Geradezu harmlos erscheint da, was der Arzt Leopold Raudnitz 1841 seinen »hochverehrten Leserinnen« zu berichten weiß:

»Der Volksmeinung und ältern Vorurtheilen nach, hielt man sie für eine Ausscheidung von Unreinigkeiten aus dem ganzen weiblichen Körper, daher man ihr den Namen ›Reinigung‹ beilegte. Vielleicht mag der leichtere Uebergang des ausfließenden Blutes in Fäulniß Anlaß dazu gegeben haben. Ein sehr alter und allgemein verbreiteter Glaube schreibt dem Menstrualblute giftige und selbst in der Ferne wirkende Eigenschaften zu, obwohl es nicht ganz ungegründet ist, daß die Nähe eines menstruirenden Frauenzimmers auf manche Thiere und Pflanzen einen feindlichen Einfluß äußert; so sterben Seidenwürmer, Pflanzen, welche gesteckt werden, gehen ein, Bier und Wein schlägt um, die Milch wird sauer, eingelegte Früchte verderben u. s. w.«

Bis ungefähr 1950 (!) geisterte die Theorie vom »Menotoxin«, der giftigen Zusammensetzung des Menstrualblutes, durch die Schriften und Diskussionen hochangesehener Ärzte. 1920 hatte der Wiener Professor Bela Schick Beobachtungen veröffentlicht, die unter Gynäkologen höchst interessierte Aufnahme fanden:

»Ich erhielt am 14. August 1919 mittags eine größere Anzahl, circa zehn Stück, langstielige, sehr frisch aussehende dunkelrote, kaum aufgeblühte Rosen. Um sie frisch zu erhalten, übergab ich sie einer Hausgehilfin zum Einwässern. Ich war nicht wenig überrascht, als ich am nächsten Morgen konstatierte, daß alle Rosen welk, verdorrt waren. Ich vermutete, daß dieses Zugrundegehen nicht mit rechten Dingen zugegangen sei und erkundigte mich bei der Hausgehilfin. Sie antwortete, daß sie schon gestern gewußt habe, daß die Blumen zugrunde gehen werden, sie hätte sie nicht berühren sollen, da sie gerade in der Zeit der Menstruation stehe. Alle Blumen, die sie während dieser Zeit in die Hand nehme, gehen zugrunde.«

Solche Erkenntnisse ließen Professor Schick nicht ruhen. Nun mußten sich menstruierende Frauen vollerblühte Rosen in die Achselhöhle halten, wo sie – kaum überraschend – dahinwelkten. Andere mußten Hefeteig zubereiten, Schick verfolgte das Experiment gewissenhaft:

»Bei gleichem Gewicht von allen Ingredienzien (Hefe, Milch, Mehl, Zucker) und gleicher Zubereitung blieb der Teig der Frau M. (menstruierend) um die Hälfte kleiner. Die Höhenmaße zeigten eine Differenz von 22 %.«

1924 publiziert der angesehene Frauenarzt Ludwig Fraenkel völlig unwidersprochen, daß es die Giftstoffe Schwefel, Kalk, Magnesium und Phosphor seien, deren sich der weibliche Organismus während der Regel entledigen müsse: »Das mit dem Menstrualblut zur Ausscheidung gelangende Gift, als Menstruationsgift oder Menotoxin bezeichnet, soll auch in sonstigen Ausscheidungen vorhanden sein.«

So wurde den Frauen also noch vor achtzig Jahren von allerhöchsten Instanzen nachgesagt, allerhand Giftiges abzusondern und auszudünsten. Wen wundert es angesichts solcher Propaganda, wenn die Frauen selbst davon überzeugt waren, daß an ihren »Tagen« der Kuchen nie so richtig gelinge und die Milch sauer werde?

Frauenverachtung hat sich zu allen Zeiten aber auch immer hinter einer scheinbaren Idealisierung versteckt. In der deutschen Romantik wird viel über die Bestimmung des Weibes philosophiert und schwülstig (wieder einmal) seine »Erhöhung« propagiert. Johann Wilhelm Ritter, ein Freund des Dichters Novalis, befindet 1801: »Daß das Weib das Gebärende ist, zeigt die höhere Stufe an, auf der es steht.«

In der romantischen Naturphilosophie wurden die absonderlichsten Interpretationen von organischen Zusammenhängen geboren. Zu Beginn des 19. Jahrhunderts erscheint eine Schrift zum Thema Menstruation, in der sich drei Freunde in einer »anmutigen« Aussprache zu diesem Thema so ihre Gedanken machen:

»Die Menstruation ist mit der Mauserung der Tiere zu vergleichen. Wie die Vögel regelmäßig ihr Federkleid erneuern, die Pferde sich haaren, die Schlangen sich häuten, die Hirsche ihre Geweihe abwerfen, so mausert sich die Frau durch die Menstruation fortwährend zu neuer Lebensintensität.«

Von der Mauserung war es zur »Brunst« nicht mehr weit, die Frau wurde zum »Weibchen«, das es zu »begatten« galt. Trat dieser Fall nicht ein, dann schien es renommierten Gynäkologen von Deutschland bis England als erwiesen: »Die Menstruation kann ohne Übertreibung einem Abortus verglichen werden. Sie ist eine verfehlte oder enttäuschte Schwangerschaft.« An einer anderen Stelle heißt es, durchaus anschaulich beschrieben: »Die

Menstruation ist die Ausräumung einer biologischen Kinderstube, die der Mutterleib angelegt hatte – aber das Kind ist nicht gekommen.«
Der Wiener »Spezialarzt für Gynäkologie« Bernhard Bauer fühlte sich 1925 angesichts solcher Thesen verpflichtet, ganz entschieden auf die Unterschiede von Mensch und Tier hinzuweisen:

»Beim Tiere ist die Brunst jene Zeit, in der das Weibchen begattet sein will, in der es das Männchen an sich anlockt, in der die Zeugung auch tatsächlich erfolgt. Beim Menschen ist das gerade Gegenteil zu beobachten. Das Menschenweib sucht während der Zeit seiner Menstruation Ruhe, trachtet den blutigen Ausfluß, das Sekret der Periode zu verbergen, zu entfernen, wohl wissend, daß es auf den Mann abstoßend wirkt! Das brünstige Tier fühlt während dieser Zeit, und zwar nur während dieser Zeit in sich das Verlangen zur Begattung; das Weibchen lockt gerade durch das abgehende Sekret, durch dessen eigentümlichen Geruch das Männchen an sich, so daß dieses oft Stunden und stundenlang wandert, bis es das Weibchen findet und dieses dann solange verfolgt, bis die Begattung stattgefunden hat. Also das extremste Gegenteil zwischen Mensch und Tier!«

Einen »eigentümlichen Geruch« haben die meisten menstruierenden Frauen sicherlich auch verströmt, denn die hygienischen Verhältnisse und die Ratschläge der Ärzte waren gewiß nicht dazu angetan, die »Tage« zu erleichtern. Manche Ärzte rieten zu übertriebenen Waschungen bis hin zu Scheidenspülungen, andere warnten vor den schrecklichen Folgen kalter Güsse auf den empfindsamen Unterleib. In ihrem Nachschlagewerk »Die Frau als Hausärztin« hat die populäre Ärztin Anna Fischer-Dückelmann, die man mit Recht als eine der ersten Bestsellerautorinnen Deutschlands bezeichnen darf, auch Ratschläge für das »Verhalten bei der Menstruation« erteilt:

»Die Wasserscheu während dieser Tage ist leider ganz allgemein verbreitet. Sie ist wohl aus dem instinktiven Gefühl hervorgegangen, daß man durch äußere Reize den Vorgang nicht beeinflussen oder stören soll. Was aber alle ausführen können, Starke und Schwache, Gesunde und Kranke, das sind lauwarme äußere Waschungen der Geschlechtsteile und ihrer nächsten Umgebung, um das Anhaften des Blutes, das sich rasch zersetzt, samt allen unangenehmen Ausscheidungen fortzuschaffen. Bei gesunden und reinlichen Frauen wird man niemals durch den Geruch erraten, in welchem Zustande sie sich gerade befinden.«

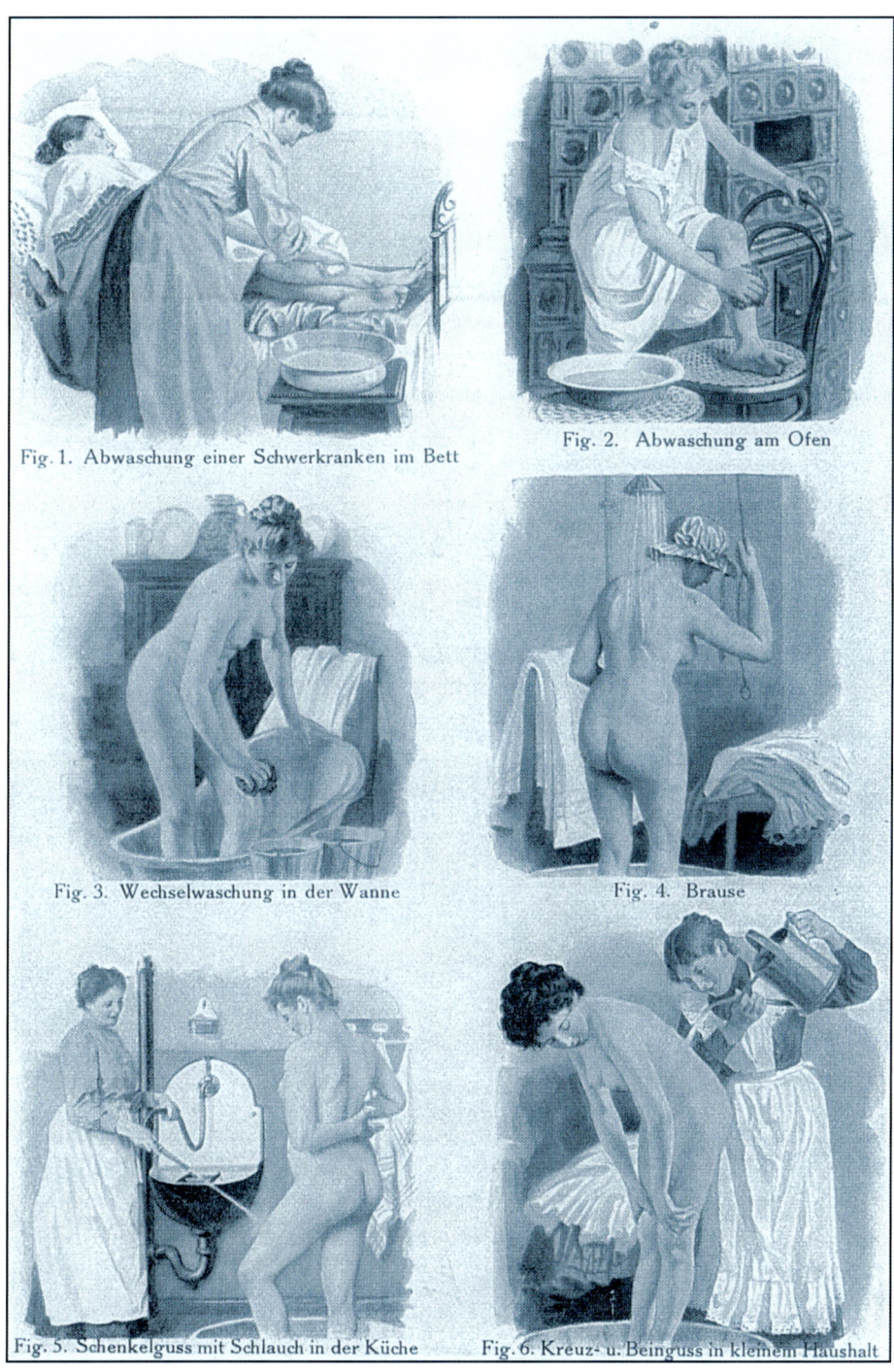

Fig. 1. Abwaschung einer Schwerkranken im Bett

Fig. 2. Abwaschung am Ofen

Fig. 3. Wechselwaschung in der Wanne

Fig. 4. Brause

Fig. 5. Schenkelguss mit Schlauch in der Küche

Fig. 6. Kreuz- u. Beinguss in kleinem Haushalt

Aus »Die Frau als Hausärztin«, Wasseranwendungen

Frauen mußten sich mit hochkompliziert zu faltenden Ungetümen aus Stoff und Gummibändern herumplagen, die nach Gebrauch in kaltem Wasser eingeweicht und anschließend ausgekocht wurden – und in denen man sich einfach »unwohl« fühlen mußte. In Annoncen wurden solche »Wäschestücke für besondere Zeiten« beschrieben:

»Die Binde besteht aus Gürtel mit Spangen und dem anzuknöpfenden Bindenteil. Auch hier sind die Einlagen nicht fest eingenäht, sondern werden vor Gebrauch erst durch Falten und Einstecken hineingebracht. Ein Stück Stoff von 55 cm Breite und 42 cm Höhe wird 20 cm vom oberen Rand an den Seiten 15 cm tief eingeschlitzt. Dann schlägt man den oberen Rand herab und näht vom Einschnittende in Rundung die Kurzseiten des doppelten Teils aneinander. Man stürzt den genähten Teil um und säumt den verbleibenden Schlitz sowie die Ränder des eckigen Teils, welcher bei dem Gebrauch der Binde zuerst von beiden Seiten, dann von unten zusammenzulegen und in den offenstehenden Schlitz zu stecken ist. Zur Wäsche wird diese Binde natürlich auseinandergefaltet.«

Zu all diesem Ungemach hatten die Frauen auch noch das Naserümpfen und den Spott der Männer zu ertragen. Der Gynäkologe Hugo Sellheim fühlt sich 1926 bemüßigt, in seinem Aufsatz »Hygiene und Diätetik der Frau« an einen Ausspruch von Balzac zu erinnern: »Die Ehe ist bei Tage ein Austausch der schlechten Meinungen und bei Nacht ein Austausch der schlechten Ausdünstungen.«

Erst zu Beginn des vorigen Jahrhunderts hat sich langsam die maschinell vorgefertigte Wegwerfbinde durchzusetzen begonnen, selbstverständlich diskret verpackt. In den fünfziger Jahren hat endlich der Tampon seinen Siegeszug antreten können, nachdem das langgehegte Vorurteil ausgerottet worden war, Tampons gefährdeten die intakte Jungfräulichkeit.

Für die Frauen des 19. Jahrhunderts hatte allerdings noch gegolten, an den gewissen Tagen Schreck und Furcht und Gram zu vermeiden, ja sogar sich zu »besinnen«, denn: »Das Weib bedarf der Schonung.« In dieser Zeit entstand das Bild von der migränegeplagten Dame des Hauses, die in ihrem Boudoir hinter geschlossenen Vorhängen auf einem Sofa lagerte und an der allmonatlichen »Schwäche« litt. Aber nur den allerwenigsten Frauen war es auch möglich, sich ebendiese »Tage« zu gestatten. Wie etwa Kaiserin Elisabeth von Österreich, auf deren »Unpäßlichkeiten« das gesamte

Hofprotokoll mit seinen Soireen und Bällen abgestimmt war, auch anläßlich der Weltausstellung von 1873:

»Ende Juli zog sich Elisabeth nach Payerbach bei Reichenau zurück, in
gute Gebirgsluft fern vom Wiener Trubel, kritisiert von den Hofbeamten,
die sahen, wie unermüdlich der Kaiser und selbst der inzwischen fast
15jährige Kronprinz ihre Repräsentationspflichten erfüllten. Diesmal
nannte Elisabeth ihr monatliches ›Unwohlsein‹ als Grund für die Abreise.
Die Daten ihrer ›Leiden‹ waren am Hof bekannt und mußten bei gesellschaftlichen Veranstaltungen selbstverständlich berücksichtigt werden.
Elisabeth machte aus dieser Unpäßlichkeit stets ziemlich viel Aufhebens
und sprach auch in ihren Briefen ausführlich über deren Verlauf. Sie sagte
ihre Teilnahme an offiziellen Veranstaltungen (für die doch ihr zuliebe
stets besondere Vorbereitungen getroffen waren) bedenkenlos wegen ihrer
Menstruation ab, und zwar ganz offen und offiziell … Elisabeths Ab-
wesenheit löste in Wien große Verwirrung aus. Denn schließlich war sie so
etwas wie eine der Hauptattraktionen der Wiener Weltausstellung. Jede
Fürstlichkeit, die Wien besuchte, wünschte sich selbstverständlich, nicht
nur den stets pflichteifrigen Kaiser, sondern auch die wegen ihrer Schönheit weltberühmte Kaiserin zu sehen. Mit großem Bedauern mußten sie
zur Kenntnis nehmen, daß Elisabeth ›unpäßlich‹ war und gute Luft
brauchte fern von Wien.«

Normale Frauen waren sehr wohl gezwungen, an 31 Tagen im Monat ihrer
Arbeit im Haushalt, in der Fabrik oder auf dem Feld nachzukommen. Für
Fabrikarbeiterinnen in Deutschland war der Arbeitstag 1891 auf elf Stunden »begrenzt« und die Mutterschutzfrist auf vier Wochen nach der Geburt
»verlängert« worden. Seltsam nur, daß diese Frauen, die nach der Fabrik-
arbeit auch noch Haushalt, Mann und Kinder zu versorgen hatten, immer
noch menstruierten, war doch Jean-Jacques Rousseau (der mit seinem
Schlachtruf »Zurück zur Natur« als anerkannter Menschenfreund in die
Geschichte eingegangen ist) der Ansicht gewesen, die allmonatliche Blutung habe mit dem trägen Lebensstil der meisten Frauen zu tun.

Widersprüchlich äußerte sich der Autor des Handbuches »Die Krankheiten
der Frauen«, erschienen 1894: Schmerzhafte Blutungen würden durch geistige Anstrengung bei Frauen hervorgerufen. Ganz besonders betroffen
seien Lehrerinnen, und hier vor allem Musiklehrerinnen. »Warum er ausgerechnet die Musiklehrerinnen nennt, wird uns leider für immer ein
Rätsel bleiben«, wundern sich Sabine Hering und Gudrun Maierhof völlig
zu Recht.

Aus all diesen wirren Theorien, die sich Ärzte und Philosophen über den weiblichen Körper zurechtgezimmert haben, läßt sich aber eine Tatsache herausfiltern: Die Frauen hatten keine Chance, als dem Mann gleichwertig anerkannt zu werden, egal wie sie sich verhielten und was sie leisteten. Einmal galten sie als zu träge, dann als zu wißbegierig, einmal als zu dick, dann als zu dünn, einmal als zu kalt, dann als zu entflammt, es war ein rechter Jammer. Auch im Umgang mit ihrem ureigensten körperlichen Vorgang, der monatlichen Blutung, haben sie – aus männlicher Sicht – zumeist kläglich versagt.

Das begann schon mit der Menarche, der ersten Blutung, welche die jungen Mädchen fast immer in kopflosen Schrecken versetzte. Die Veränderungen während der Pubertät waren kein schickliches Gesprächsthema, auch nicht zwischen Müttern und Töchtern, so daß viele Mädchen glaubten, an einer furchtbaren Krankheit zu leiden:

»Die Mutter sprach nie mit dem Kind darüber. Als nähere Erklärungen über bestimmte Zyklen des weiblichen Körpers unabdingbar wurden, schickte man Marga vor, das Hausmädchen, ein handfestes Geschöpf, das sich nicht davor scheute, sachliche Anweisungen zu geben. Die Mutter hielt sich währenddessen im Nebenzimmer auf. Sie kam auch später nicht zu dem verstörten Kind, tröstete es nicht, fand kein einziges Wort für diesen wichtigen Übergang zum Erwachsenendasein. Wie leicht wäre es gewesen, in diesem Augenblick das Herz des Kindes für immer zu gewinnen …«

Das Weibliche wurde als »peinlich« abgelehnt, kommentiert Ingeborg Weber-Kellermann in ihrem Buch »Frauenleben im 19. Jahrhundert« solche Szenen, wie sie sich in fast allen bürgerlichen Haushalten abgespielt haben. Völlig unaufgeklärt und unvorbereitet schlitterten die »höheren Töchter« in arrangierte Ehen mit oftmals erheblich älteren Männern. Die Schriftstellerin Vicki Baum hat die Hochzeitsnacht ihrer Mutter anschaulich geschildert:

»In ihrer unglaublichen Unwissenheit hoffte die kleine Braut wahrscheinlich, ohne wesentliche Belästigungen davonzukommen. … Mama fröstelte, zitterte, seufzte vor Angst, hielt mühsam die Tränen zurück … Um die Mitte dieser gänzlich viktorianischen Hochzeitsnacht lief sie fort. Zurück zu den Eltern wie so manche andere entsetzte junge Braut. Früh am nächsten Morgen übergab ihr Vater, der Mann von Welt, sie ihrem Ehemann erneut zu treuen Händen. Vielleicht mit ein paar zarten Winken, wie man eine noch sehr kindliche, empfindsame Braut behandelte. Und sie fügte sich, ganz wie man es ihr gesagt hatte – und wie Tausende von Mädchen sich einem unerwünschten, ungeliebten Manne fügten.«

Der Feuilletonist der »Frankfurter Zeitung«, Alfred Hedenstjerna, hat sich am 1. April 1984 ebenfalls so seine Gedanken »Über die Ehe« gemacht und ist natürlich – den Schuldtragenden für so manch unglücklich verlaufende Beziehung auf die Schliche gekommen:
»Man hat cholerische Frauen und phlegmatische, sanguinische und melancholische, große und kleine, junge und alte, magere und dicke, häßliche und hübsche, schlechte und gute, schwarze, blonde und rote; Frauen, die kochen können, und solche, die nicht kochen können, liebenswürdige und unverträgliche, klatschsüchtige, verständige, dumme, langweilige und interessante Frauen; aber in einer Hinsicht sind sie sich alle gleich – sie wollen alle heiraten.
Sie opfern Vater, Mutter, Brüder und Schwestern, Sonntagsschulen, Leben und Gesundheit auf, um einen Mann zu bekommen, ja, man hat Beispiele, daß Fünfzehnjährige sogar ihre Puppe wegstellen, sobald sich ein Anbeter zeigte.
Sie sehen, daß ihre verheirateten Freundinnen mager, bleich und kränklich werden, ihr Haar und ihre Munterkeit verlieren; sie sehen, wie sie ihre Seidenschals dazu benützen, um kleine, schreiende Wesen hineinzuwickeln, und wie ihre falschen Zähne morgens um elf noch in einem Wasserglas liegen, während sie selbst noch mit fünfunddreißig Jahren jung und frisch bleiben, kräftig, rüstig, unschuldig, stets gut frisiert, heiter, schlank und interessant sind. Und trotzdem beneiden sie alle, welche das eheliche Joch auf den Schultern tragen. Ich begreife die Mädchen nicht, nein, wirklich nicht!
Sie sind so furchtsam, daß sie nicht einmal ein allerliebstes Krebschen anzufassen und in den Kessel zu werfen sich getrauen; aber wenn sie fünf Walzer und drei Polkas mit einem dreißigjährigen, bärtigen Herrn getanzt haben, sind manche imstande, ihm um den Hals zu fallen, ihn zu küssen und zu liebkosen, daß man sich wirklich darüber verwundern muß.
Ich kenne eine Frau, die davonlief vor einer alten, gutmütigen Kuh, die in ihrem Leben noch Niemandem etwas Böses getan hatte; sie fürchtete sich aber keineswegs vor einem Marineoffizier, der in englischen Diensten sowohl etliche Sudanesen als auch Hindus totgeprügelt hatte.

Die Frauen bedenken sich dreimal, bis sie sich einen Hut aussuchen, aber nicht ein einziges Mal, wenn es gilt, einen Mann zu nehmen.«

Da legten Männer schon ernsthaftere Kriterien bei der Partnerwahl an. Frauenärzte hatten selbstverständlich auch für diese heikle Situation ein paar Winke parat. Professor Mayer in seinen »Erinnerungen«, erschienen zu München 1961: »Bei Frauen, die früher mit einem anderen oder gar mit verschiedenen Geschlechtspartnern verkehrt hatten, kommt die eheliche Frigidität öfters davon her, daß sie sub actu dem Ehemann nur mit ihrem Körper gehören, während ihre Seele bei einem andern in der Vergangenheit weilt. Damit hängt es vielleicht auch zusammen, daß gerade große ›Lebemänner‹ für die Heirat eine Jungfrau aussuchen.«

So wußten sich denn die Männer in allen Situationen zu helfen, Frauen hingegen hatten nicht einmal von den simpelsten Zusammenhängen eine Ahnung. Mit einem »an Indolenz [Teilnahmslosigkeit, Trägheit] grenzenden Gleichmut« würden die meisten Frauen ihre Periode hinnehmen, wurde bemäkelt. Gynäkologe Bauer berichtet ohne falsche Bescheidenheit von entsprechenden Studien aus dem Jahr 1925:

»Ich habe mich der Mühe unterzogen und habe einhundert meiner Patientinnen, Frauen aller Intelligenzgrade und der verschiedensten Altersstufen, die Frage gestellt, was sie sich denn eigentlich unter der Periode vorstellen. Ich will wahrheitsgemäß das Resultat dieser Frage wiedergeben, und dann mögen sich die Frauen, die dieses Buch lesen, selbst gestehen, wie sie geantwortet hätten! N e u n Frauen konnten mir g a r k e i n e Erklärung geben!! E i n u n d n e u n z i g m a l bekam ich die typische Antwort, ›daß durch die Periode eben das schlechte Blut aus dem Körper der Frau abgehe‹!

Keine der Frauen wußte, was sie sich darunter denke und keine konnte mir naturgemäß antworten, was denn eigentlich mit dem schlechten Blute beim Manne geschehe!? Spricht diese kurze Statistik nicht mehr als tausend Bände?«

Spott und Hohn wurde also über die Unwissenheit jener Frauen ergossen, denen man Bildung sorgsam vorenthielt. Sogar in der Hauptstadt Berlin wurde der Unterricht an Mädchenschulen hauptsächlich von ausgedienten alten Lehrern besorgt, »die für die Knabenschule schon unzulässig waren«. Dafür stellte der Sexualwissenschaftler Alfred Gerson noch in den dreißiger Jahren des vergangenen Jahrhunderts eine wahrlich originelle These auf. Für ihn waren die Schmerzen und Krämpfe während der Menstruation eine Art hysterischer »Erinnerung« an die Vergewaltigung der »Weiber« in der Urzeit:

> »Man stelle sich einmal vor, in welcher Form der Beischlaf in der Urzeit erfolgte, als der Mann den Geschlechtsverkehr nur mit den Weibern fremder, feindlicher Horden übte. Da stießen die Horden auf mondbeschienenem Felde aufeinander und kämpften miteinander. Und wenn die Männer einer Horde erschlagen und vertrieben waren, da stürzte sich die siegende Mannschaft auf die Weiber der unterlegenen Horde, um sie zu vergewaltigen. Wenn die Weiber sich wehrten, wurden sie niedergeschlagen. Man bedenke, welcher Art die Eindrücke waren, die das Urweib beim Geschlechtsverkehr empfing. Es waren schauerliche, schreckliche, im höchsten Grade schmerzhafte. Wenn nun die vom Urmenschen gemachten Wahrnehmungen sich auf den heutigen Menschen vererben konnten, warum sollte da in unseren heutigen Weibern während der Brunst nicht die Erinnerung der Schmerzen aufsteigen, die ihre weiblichen Vorfahren bei den Begattungen regelmäßig erlebten?«

Aber in den meisten Fällen waren es nicht die »Erinnerungen«, die den Frauen während ihrer »Brunst« ernsthafte Schmerzen verursachten, sondern die Therapien und Behandlungen, mit welchen gegen zu schwache oder zu starke, zu lange oder zu kurze Blutungen angegangen wurde. Bis ins vergangene Jahrhundert wurden Patientinnen mit den abenteuerlichsten Mitteln traktiert, mit Schröpfköpfen und Vaginalduschen von bis zu 50 Grad Celsius, ja sogar mit Blutegeln, die in die Scheide gesetzt wurden:

> »Zur Anlegung derselben bedient man sich des Röhrchenspeculums, bestreicht die Schleimhaut des Scheidenteils mit einer Zuckerlösung und bringt die Tiere, mit einer Pincette im Nacken gefaßt, an die gewünschte Stelle hin. Da ein Hineinkriechen der Egel in den Gebärmutterhalskanal nicht ausgeschlossen ist, so befestigt man dieselben der Sicherheit halber an einem Faden.«

Der Arzt Samuel Ashwell hat uns hinterlassen, auf welche Art und Weise Menstruationsprobleme im England des 19. Jahrhunderts therapiert wurden:

»1838 wurde ich von Dr. Price in Margate zum Besuch einer in seiner Behandlung stehenden Frau aufgefordert. Sie war damals 45 Jahre alt, hatte mehrere Kinder und litt seit zwei bis drei Jahren an Menorrhagie [zu starker Blutung], welche in der letzten Zeit sehr bedeutend geworden war und sie zu einem Aufenthalt an der Meeresküste zur Wiederherstellung der Gesundheit veranlasst hatte. Zwei Tage vor meiner Ankunft, den 17. Juli, war die Regel eingetreten und binnen weniger Stunden ausserordentlich viel Blut in einzelnen Blutstürzen aus dem Uterus ausgeströmt. Price liess sofort grosse Gaben von Mutterkorn, Bleizucker und Schwefelsäure nehmen, zugleich äusserlich Kälte appliciren und adstringirende Einspritzungen in die Scheide machen, jedoch ohne der Blutung Meister zu werden. Bald wurde es unverkennbar, dass mehr gethan werden musste und Dr. Price entschloss sich ohne Zaudern ein wenig Terpentin in die Uterinhöhle einzuspritzen. Dies war einige Stunden vor meiner Ankunft geschehen, die Blutung hatte aufgehört und die Kranke schien alle Symptome der Metritis [Entzündung der Gebärmutter] darzubieten. Der qualvolle Schmerz war in so hohem Grade vorhanden, dass die Kranke mit Gewalt im Bett gehalten werden musste, der Puls machte 140 Schläge, war gereizt, zitternd, aber compressibel, weich und kraftlos, der Leib empfindlich gegen Berührung. Bei alle dem wurde die Pein als fast unerträglich geschildert und nur allmählich durch Opium, ein eröffnendes Klystier, später durch ein Stuhlzäpfchen gelindert, bis endlich eine volle Gabe von Opium etwas erquickenden Schlaf brachte. Am andern Morgen fanden wir kein Blut weiter ausgetreten und später bin ich von Dr. Price in Kenntnis gesetzt worden, dass die Genesung glücklich, wiewohl langsam, erfolgt ist.«

Unsere Urgroßmütter müssen zähe Geschöpfe gewesen sein – das darf man nach solchen Zeilen sicher behaupten.

Eine andere »Krankheit«, welche von den Frauenärzten der damaligen Zeit als eng mit der Menstruation verknüpft angesehen wurde, war die Leukorrhoe, der gefürchtete »Weiße Fluß«, also starker Ausfluß, der auf Grund der unzureichenden hygienischen Bedingungen nur allzu leicht ausbrechen konnte. Die Mitverantwortung der Männer wurde ignoriert, auch wenn sie auf der Hand lag: Das üble Leiden trete »sehr gemein bei verheirateten Frauen« auf. Und Ashwell hatte in seiner Praxis beobachtet: »Unter allen dem weiblichen Geschlechte eigenthümlichen Krankheiten ist keine so allgemein verbreitet als diese. Wenige verheirathete Frauen bleiben von ihr ganz verschont.«

Blumenreich schildert Leopold Raudnitz in »Die Kunst, den Krankheiten, welche Mädchen in ihren Blüthenjahren bedrohen, vorzubeugen. Ein unentbehrliches diätetisches Handbuch für Mütter, denen das Wohl ihrer Töchter am Herzen liegt« das unangenehme Leiden:

> »Ein Uebel, woran viele Mädchen kränkeln, und welches darum verderbend und zerstörend auf die Festigkeit des Körpers einwirkt, und manche aufblühende Rose entblättert, weil sie sich lange ihren eigenen Müttern, vielweniger einem Arzte zu entdecken scheuen.«

Sein Kollege Trefurt berichtet ebenfalls höchst anschaulich von einer Betroffenen und macht – sicherlich ungewollt – die Zusammenhänge von Infektion und ehelichem Verkehr deutlich:

> »Im Januar 1833 kam eine zartgebaute, sechsundzwanzig Jahre alte Frau S. zu mir, um mich wegen ihrer Gesundheit zu consultiren … Seit zwei Jahren habe sich ein sehr übelriechender und so scharfer weisser Fluss eingestellt, dass sie namentlich im vergangenen Sommer fast immer durchaus wund gewesen sei … Sie gestand offen, dass sie auch besonders deshalb an ihrer Wiederherstellung verzweifle, weil ihr unersättlicher Ehemann sich des ehelichen Umgangs mit ihr nicht enthalten wolle, sie aber dabei nicht allein die marterndsten Schmerzen empfinde, sondern auch hinterher jedesmal weit kränker sei.«

Solche Schilderungen machen erst den Zynismus deutlich, mit dem Infektionen bei Frauen immer wieder auf »übermässigen Geschlechtsgenuss« zurückgeführt wurden. Die Patientin wurde jedenfalls auf die damals übliche Weise behandelt, besser traktiert, mit »Catheter« und »Clystieren«, ehe die entscheidende Wendung eintrat: Der Mann verstarb, »und sie lebte mehrere Jahre, ohne über das geringste zu klagen, und ihrer Versicherung nach vollkommen wohl und durchaus regelmässig menstruirt im Wittwen-Stande«.
Der Engländer Ashwell und seine Kollegen haben bei Leukorrhoe wenigstens auf Einspritzungen von Terpentin verzichtet:

> »Eine Seereise, Reisen in die Fremde überhaupt, Aufenthalt an der Meeresküste, fremde und einheimische Eisenwässer, Eisenmittel, anhaltende Bewegung ausser dem Hause, mit einem Wort Leben in freier Luft – das

sind die Massregeln, auf die wir uns vorzugsweise zu verlassen haben. Ich erinnere mich eines alten Practikers in dem sumpfigen und feuchten Distrikte von Lincolnshire, welcher vor vielen Jahren mir sagte, dass die Krankheit zu gewissen Zeiten des Jahres in seiner Nachbarschaft fast epidemisch sei und von ihm mit Wein, Branntwein, Thee und Kaffee oft erfolgreich behandelt werde. In Belgien und Holland, so wie in der Umgebung von Berlin, ist die Atmosphäre oft mit Feuchtigkeit überladen und man pflegt die daselbst verbreitete Leukorrhoe mit Spirituosen, Thee und Flanellkleidung zu bekämpfen.«

Welch schreckliche Auswirkungen simpler Ausfluß auf Männer haben konnte, hat Ashwell ebenfalls eindringlich beschrieben:

»Endlich wird noch ein Fall erzählt, wo bei vollkommener Unbescholtenheit beider Eheleute der Mann in Folge der Beiwohnung von seiner an Leukorrhoe leidenden Frau einen hartnäckigen Tripper bekam, welcher erst nach 10 Wochen durch Eisen, Copaivabalsam mit Liquor Kali carbon, und durch Einspritzung von verdünnter Salzsäure gehoben werden konnte.«

Man kann nur hoffen, daß die Einspritzungen in diesem Fall ausnahmsweise nicht nur an der Frau vorgenommen wurden …
Aber nach ärztlichem Dafürhalten hatten die monatliche Blutung sowie diverse Ausscheidungen ja nicht nur Auswirkungen auf das körperliche Wohlbefinden der Frauen, sondern sehr wohl auch auf ihre Psyche – natürlich negativer Art! Im 17. Jahrhundert hatte der Paracelsus-Schüler und angesehene Arzt Johan Baptista van Helmont bereits von der »Monatlichen Blödigkeit« der Frauen gesprochen. Diese Einschätzung wurde im 19. Jahrhundert »wissenschaftlich« erhärtet. 1878 publizierte Richard von Krafft-Ebing, einer der maßgeblichen Psychiater seiner Zeit, die Schrift »Untersuchungen über Irresein zur Zeit der Menstruation«. Und 1900 wird der gleiche Autor galant diagnostizieren: »Das menstruierende Weib hat Anspruch auf die Milde des Strafrichters, denn es ist ›unwohl‹ und psychisch mehr oder weniger afficirt.«
So hatte »die Medaille der weiblichen Minderwertigkeit wie alle derartigen Medaillen durchaus auch eine Vorderseite«, kommentiert Esther Fischer-Homberger nicht ohne Sarkasmus. Denn die vermeintliche »Milde« der (rechtsprechenden) Männerwelt hat sich kaum je zugunsten der Frauen ausgewirkt.

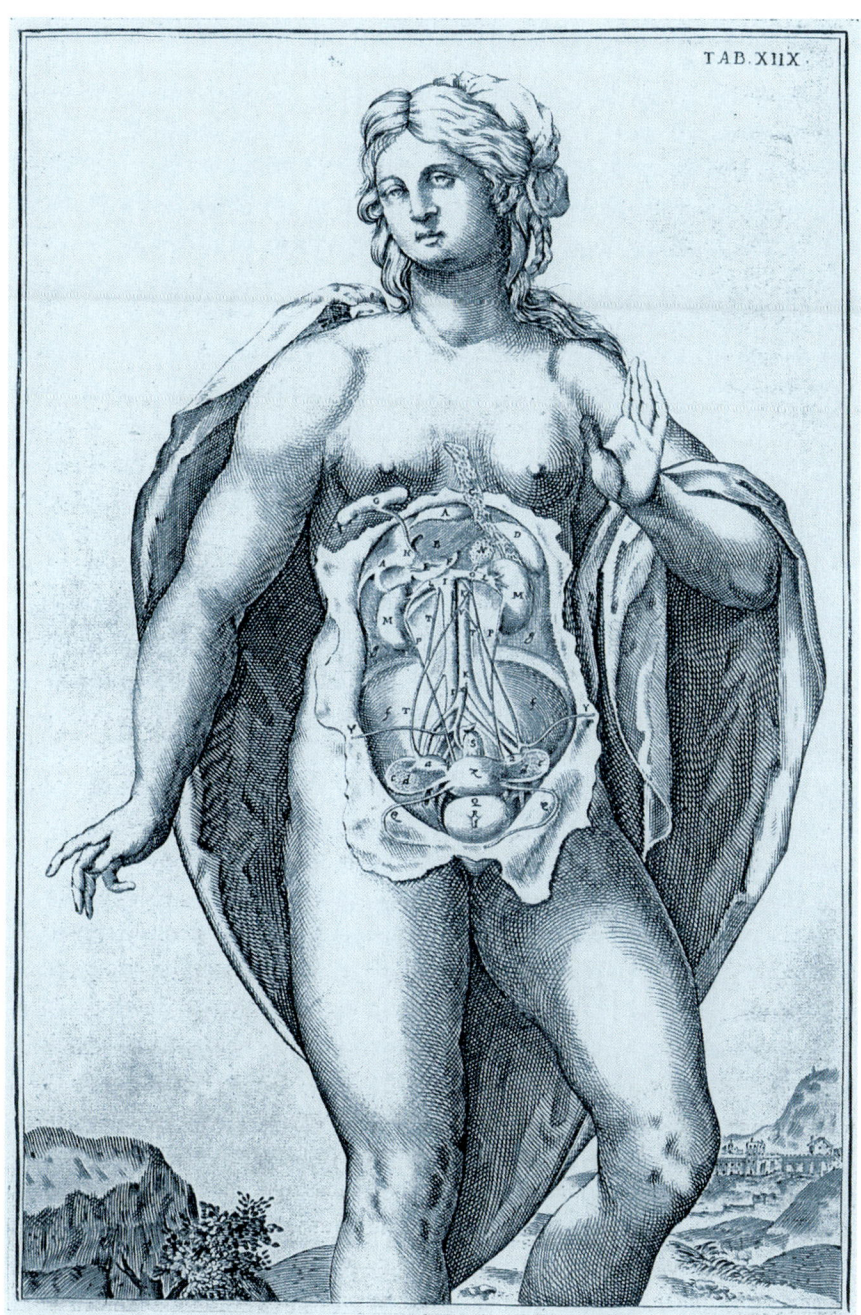

Anatomische Darstellung, 1627

Zahllos sind die Fälle, welche eine Verknüpfung von Menstruation und Nervenschwäche dokumentieren sollen. Louis Mayer berichtet in seinem Aufsatz »Menstruation im Zusammenhang mit psychischen Störungen«, erschienen 1872, von solch einem bedauernswerten Geschöpf:

»Fräulein X., in einer grösseren Stadt Ost-Preussens geboren, das Kind sehr gelehrter, wohl unterrichteter, die Erziehung ihrer Kinder nach idealen aber nicht nach practischen Grundsätzen leitender Eltern, war schon als Kind ausserordentlich lebhaft, wild, klug und witzig. Im 15. Jahre menstruirte sie zuerst … Im 17. Jahre machte sie eine heftige Augenentzündung durch … Im 18. und 19. Jahre hatte sie das eine Mal nach Erkältung, das andere Mal nach Aerger wochenlang Gelbsucht. Seitdem klagte sie über Mattigkeit und Verstimmung, hatte auch Wein- und Lachkrämpfe und häufig Kreuz-schmerzen. Später trafen sie viele Gemüthsbewegungen. Diese steigerten die psychische Irritation zu einem ausgesprochenen hysterischen Irresein, und zwar gleichzeitig mit einem auffallenden Starkwerden der Menstrua-tion. Sie schlug um sich, biss, kratzte und brachte die merkwürdigsten Töne hervor, eine Zeitlang z. B. machte sie täuschend das Quaken der Frösche nach, sie brüllte ein anderes mal in unarticulirten Tönen … Sie sah die schauerlichsten Fratzen und widerwärtigsten Gestalten. Die starke Menstruation, die erwähnten Unterleibsbeschwerden deuteten auf ein sexuelles Leiden, mit welchem die psychischen Erscheinungen in bestimm-ten Beziehungen zu stehen schienen.«

Junge Frauen, denen ein »sexuelles Leiden« an ihrer Weiblichkeit diagno-stiziert wurde, hatten, was die therapeutischen Mittel anbelangt, allerdings noch Glück. Denn statt mit Blutegeln in der Scheide oder Terpentinein-spritzungen in den Uterus wußten Frauenärzte hier besonderen Rat: »daß eine Heirat oft regulierender wirke als irgendeine andere Therapie«.

3 »Das Weib ist von Sexualität durchtränkt«

»Bleib doch mal cool« – mit diesem Spruch kann man auch heute noch jede kecke und selbstbewußte Karrierefrau zum Verstummen bringen. Wer möchte schon gerne uncool sein, eine Zicke, womöglich gar hysterisch? Aber wer weiß denn schon, daß hystéra vom griechischen Ausdruck für Gebärmutter stammt und die »Krankheit« **Hysterie** durch Jahrhunderte als die urweiblichste aller Krankheiten in medizinischen Lehrbüchern charakterisiert wurde?

»Im 19. Jahrhundert geht eine Frauenkrankheit um – die Hysterie«, befinden Sabine Hering und Gudrun Maierhof kurz und knapp. Und Esther Fischer-Homberger diagnostiziert: »Im 19. und frühen 20. Jahrhundert grassierte eine Krankheit, wie sie vorher und nachher nie grassiert hat: die Krankheit ›weibliches Geschlecht‹. Ein Kernstück dieser Krankheit ist die Hysterie.«

Die Krankheit schien über ganz Europa verbreitet, der Arzt Samuel Ashwell berichtet aus England:

> »Die hysterischen Anfälle sind vielen Modificationen unterworfen; oft nehmen sie eine wahrhaft erschreckende Gestalt an, die Bewegungen der Gliedmassen sind convulsivisch, epileptisch, heftiges Schluchzen alterniert mit dem unbändigsten Lachen, man kann das Herz beinahe schlagen sehen, Gesicht und Gehör sind geschwächt, die Sprache unartikulirt, die Kranke vermag sich nicht zu bewegen und scheint in tiefer Ohnmacht und völliger Bewußtlosigkeit zu liegen.«

Auf dem Kontinent kamen ähnliche Krankheitsbilder zum Ausbruch und veranlassten einen Zeitgenossen zu der Vermutung: »Sollten sich etwa in allen zivilisirten Ländern die Hysterischen verabredet haben, dieselben Sachen zu simulieren?«

Die Verflechtung von Weiblichkeit und Hysterie ging schon aus den mannigfaltigen Namen hervor, mit denen man das beschwerliche Leiden bedachte. Johann Christian Gottfried Jörg gibt uns auch zu diesem Thema erschöpfend Auskunft:

»Die Hysterie, die Mutterkrankheit, die Mutterplage, auch die Mutterbeschwerung (Hysteria, passio hysterica, suffocatio uterina, morbus hystericus, uteri adscensus) genannt, ist eine chronische Nervenkrankheit, welche sich durch keine bestimmte und festgesetzte Gruppe von Symptomen … zu erkennen gibt. Sie bemächtigt sich aller Theile zwischen dem Scheitel und den Fußzehen und gehört daher weder dem Kopfe noch der Brust, noch der Bauchhöhle allein an, und führt also den Namen Hysterie oder Leiden des Uterus mit Unrecht. Je mehr aber der ganze Körper den mannigfaltigen und äußerst zahlreichen Symptomen der Hysterie zum Tummelplatze dient, um so gewisser hängt doch auch eine Anomale des Uterinsystems oder der Ovarien damit zusammen … Eben deswegen kann auch der Mann durchaus nicht von der Hysterie befallen werden.«

Zu dieser von Frauenärzten immer wieder behaupteten Tatsache, daß Männer nicht hysterisch werden könnten, hat allerdings der Berliner Nervenarzt Siegfried Placzek eine bemerkenswerte Beobachtung gemacht: »Erlebte ich es doch, daß die Einleitungsklänge des Lohengrinvorspiels einen hysterischen Kapellmeister derart erregten, daß er im Opernhaus onanierte und exhibitionierte.«
Zweitausend Jahre zuvor hatte Aristoteles die Frau als ein nach Befruchtung gieriges Wesen definiert. Die Frauenärzte des 19. Jahrhunderts sahen keinen Grund, diese Analyse anzuzweifeln:

»Das zeugungsfähige, aber nicht geschwängerte Weib unterhält daher auch, obgleich sich dessen unbewußt, ein stetes somatisches Streben nach den höheren Geschlechtsacten, welches sich deutlich genug in dem Wunsche nach Geschlechtsbefriedigung ausdrückt.«

Die Situation muß vielen Frauen wohl unlösbar erschienen sein. Von Kindheit an zu Sittsamkeit und Anstand erzogen, im sogenannten »Backfischalter« mit allen Fragen und Problemen der Pubertät allein gelassen, sollten sie als geschlechtsreife Frauen sowohl dem Ideal von der keuschen Jungfrau wie dem vom begattungs- und befruchtungswilligen Weib entsprechen. Ein Spagat, an dem viele, und zwar gerade die sensiblen Frauen, die ihre Rolle reflektierten, zerbrochen sind.

»Tatsächlich werden Hysterikerinnen immer wieder als intelligent be-schrieben«, notiert Esther Fischer-Homberger. Allerdings ist Intelligenz bei Frauen nie als Tugend gewertet worden. Dementsprechend wurde gerade den Vorkämpferinnen der Frauenemanzipation, den Künstlerinnen, Schauspielerinnen und Schriftstellerinnen immer wieder gerne Hysterie nachgesagt. Hatten sie doch das in den Augen vieler Ärzte verwerflichste aller möglichen Verbrechen begangen, nämlich »auf Kosten ihrer Weib-lichkeit zu denken« begonnen. Frauenarzt Jörg ist dieses Thema 1832 eine eindringliche Fußnote in seinem »Handbuch der Krankheiten des Weibes« wert:

> »Ich kann nicht, hier der widernatürlichsten und so nachtheiligen Erzie-hung junger Mädchen Erwähnung zu thun. Scheint es doch, als sollten die meisten zur Hysterie vorbereitet werden! Nicht zu Hausfrauen, nicht zu Müttern, nicht für den häuslichen Kreis bildet man diese öfters an und für sich sehr schwächlichen Geschöpfe, sondern zu Virtuosen in der Musik, in der Malerei, in der Declamation, in der theatralischen Kunst u.s.w. will man sie erheben. An und für sich wird aber durch ein solches Streben das zarte weibliche Gefühl viel zu sehr aufgeregt, aber auch durch das zu viele Sitzen dabei der Körper geschwächt. Dazu kommt das zu frühe tolle Tan-zen, das viele Theetrinken mit Rum, mit Wein, was alles gegen die Zeit der eintretenden Pubertät in dem nervösen Körper besonders nach den innern Genitalien bewirkt, dort Ueberreizung und Treibhausreife hervorbringt, aber auch die Hysterie auf alle Weise begünstigt.«

Bildung begünstigte also das Ausbrechen von Hysterie und wurde gera-dezu als Weichenstellung für ein unglückseliges Dasein betrachtet. Wie viele Ausbruchsversuche junger Mädchen mögen wohl als Hysterie verun-glimpft worden sein?

Wenn man sich die Lebensläufe der meisten Frauen von »damals« vor Augen führt, dann erscheinen die Symptome, welche Friedrich Wilhelm Scanzoni 1859 in seinem Werk »Die Krankheiten der weiblichen Brüste und Harn-werkzeuge, so wie die dem Weibe eigenthümlichen Nerven- und Geistes-krankheiten« anführt, nur allzu verständlich. Als Merkmale der Hysterie galten neben Magen- und Darmbeschwerden (hier wiederum war die Dia-gnose des »Globus hystericus«, der zur Kugel zusammengeballten Gedärme sehr beliebt), Kopfschmerz und Krampfhusten nämlich sehr wohl auch das »unwillkürliche Weinen« und das »hysterische Schluchzen«:

»Ein solcher Anfall kann zuweilen durch seine lange Dauer für die Kranke höchst peinlich werden … Sehr oft hörten wir unsere Kranken sagen: es werde ihnen nicht früher wohl, bis sie sich tüchtig ausgeweint hätten; doch glauben wir die Beobachtung gemacht zu haben, dass besonders jene Anfälle mit Weinen endigten, welche durch eine Gemüthsbewegung ins Leben gerufen wurden. So haben wir dieses Symptom besonders bei Frauen gefunden, welche in Unfrieden mit ihrem Manne lebten.«

Frauen, die generell wenig zu lachen hatten, haben sich wohl ab und an in den »hysterischen Lachschauer« gerettet:

»Bei dem Lachen, das oft Viertelstundenlang über eine Bagatelle dauern kann und zu dem sich sogar andere Krämpfe hinzugesellen können, ist in Betracht zu ziehen, dass den Lachenden ihr eigenes Lachen komisch ist, und so einen neuen Reiz zum Lachen abgibt. Uebrigens gehören die Lach-krämpfe nach unseren Erfahrungen doch zu den selteneren Aeusserungen der Hysterie, indem von 217 Kranken nur 21 angaben, zeitweilig davon be-fallen worden zu sein; bei 7 derselben gehörten aber diese Anfälle zu den für sie peinlichsten Symptomen ihres Leidens.«

Wie Irrlichter flackerten die Erscheinungsbilder der Hysterie auf und woll-ten einfach kein geschlossenes Krankheitsbild ergeben. Jahrhundertelang hatte man den Frauen feste Regeln vorgeschrieben, nun schienen sie sich mit Leib und Seele regelrecht dagegen aufzubäumen. Jahrhundertelang hatte man ihnen einen Hang zu Lug und Trug, zu List und Täuschung nachgesagt. Nun schien sie sich hinter Masken zu verbergen, die mit den Mitteln und Methoden der Schulmedizin nicht zu lüften waren.
Eine »rätselvolle Sphinx« nennt der Berliner Arzt Siegfried Placzek die Hy-sterie in seiner Studie »Das Geschlechtsleben der Hysterischen«, erschie-nen 1919, welche »unsagbares Leid, Vernichtung Einzelner und ganzer Familienexistenzen« zuwege bringe. Der Autor schildert detailreich turbu-lente Szenen, ohne auch nur ein einziges Mal nach Gründen dafür zu fragen:

»Ich denke hier an zwei Arztfrauen eigener Erfahrung. Die eine ging in ihren sinnlosen Wutausbrüchen so weit, daß sie wertvolle Einrichtungs-gegenstände zerstampfte, so einmal eine kostbare Uhr, und je mehr sie vom Gatten zur Rücksicht auf die wartenden Patienten gemahnt wurde, um so leidenschaftlicher tobte. Die andere räumte eines Tages das Wartezimmer vollständig aus, so daß die Patienten nur ein leeres Zimmer fanden. In ihrem Geschlechtsleben zeigten sie sich gleich unbeherrschbar und vor allem widerwärtig zynisch. Schamlos zögerten beide nicht, jede beginnende Schwangerschaft unterbrechen zu lassen, nur ›um nicht von dem Kerl ein Kind‹ zu kriegen.«

Abgesehen davon, daß dieser Bericht von Ungereimtheiten nur so strotzt – Frauen lebten in viel zu großer Abhängigkeit, als daß sie etwa ungeniert und ungehindert Schwangerschaftsabbrüche vornehmen konnten, von denen Dr. Placzek dann auch noch erfuhr –, so bietet er auch nicht die allerkleinste Deutungsmöglichkeit für solch ein verzweifeltes Verhalten. Die Frauen waren hysterisch, also krank, damit war das Urteil gefällt und die Schuldige erkannt.

Besonders gefährdet schien das »sinnlich unberührte Mädchen«, das durch »geschlechtlich erfahrene Freundinnen, skrupellose junge Männer, schlechte erotische Lektüre, unzüchtige Schaustellungen u. derg.« zur Hysterikerin verführt werden konnte.

> »Von einfacher Koketterie bis zur Schmierenschauspielerei finden wir hier alle Übergänge. Das ist auch nicht verwunderlich, denn reizvoll im Äußeren, reizvoll im Wesen, wie gerade hysterische junge Mädchen oft sind, wirken sie bestechend auf die Männer- und Frauenwelt, und, durch ihre Erfolge angestachelt und selbstbewußt, spotten sie aller erziehlichen Einflüsse, aller ernsten Warnungen und Voraussagen. Daß sie die Waffen der Koketterie besonders wirksam handhaben, ist nur zu begreiflich. Die Koketterie, diese ›Betätigungsform der Passivität‹, ist nun einmal ein besonders weibliches Attribut, ist das wichtigste Werbemittel der Frau um den Mann in allen Zeitepochen und wird naturgemäß von der erotisierten Hysterika besonders geschickt und wirksam verwertet. Gejagt und getrieben von dem qualvollen inneren Drang, der selbst starke, erziehlich aufgebaute Schranken durchbricht und umwirft, wird das junge Geschöpf so früh und nur zu leicht ein Opfer seiner Lüste und sinkt mit dem einmal begonnenen Fall von Stufe zu Stufe.«

Deutlicher lassen sich die verschiedenen Maßstäbe nicht aussprechen, die an die geschlechtliche Reife junger Männer und Frauen angelegt wurden. Mädchen, die wenigstens über die Koketterie versuchten, sich einen freieren Umgang mit dem männlichen Geschlecht zu gestatten, waren »Opfer ihrer Lüste«.

Die jungen Herren wurden hingegen geradezu angehalten, erste sexuelle Erfahrungen zu sammeln, bevor der Ehestand drohte – Erfahrungen selbstverständlich mit verfügbaren Frauen von niedrigem Stande, vorzugsweise mit Dienstmädchen und Mägden. In seinen Erinnerungen »Als wär's ein Stück von mir« hat Carl Zuckmayer ganz ungeniert die Gepflogenheiten der Jahrhundertwende beschrieben: »So machten viele der Heranwachsenden … die erste Erfahrung ihres Lebens in den Betten der Dienstmädchen – vielleicht dem heute gängigen Sport im verschlossenen Auto immer noch vorzuziehen.« Blieb die sportliche Betätigung nicht ohne Folgen, dann hatte das Dienstmädchen die Konsequenzen zu tragen.

Ein anderer »Herr«, der Berliner Fedor von Zobelitz, denkt in seinen 1934 erschienenen Lebenserinnerungen ebenfalls voller Wohlbehagen an seine Jugendsünden zurück:

»Mit einer hübschen Soubrette des Theaterchens hatte ich damals eine kleine Liebschaft angeknüpft, die mich jahrelang vor anderen Dummheiten geschützt hat. Ich bewahre ihr heute noch ein freundliches Gedenken. Was sie beendete? Ein paar gutgemeinte Serviettenringe. Jawohl. Eines Tages brachte meine kleine Freundin diese ersten beiden Stücke eines künftigen gemeinsamen Haushaltes mit. Daran erkannte ich die Verschiedenheit unserer Auffassung des schwebenden Verhältnisses und begann vorsichtig und schmerzlos abzubauen. Sie war ein taktvolles Geschöpf – bis auf die Serviettenringe; sie begriff und machte es uns beiden nicht unnütz schwer.«

Frauen mit Takt haben sich aus solch einer peinlichen Situation also diskret zurückgezogen. Weniger Taktvolle wurden womöglich hysterisch:

»Weitere Beweise für die Naturnothwendigkeit der geschlechtlichen Verrichtungen des Weibes bietet die Pathologie. Es ist den Frauen- und Nervenärzten eine wohlbekannte Thatsache, dass schwere, relativ plötzlich ausbrechende Erkrankungen an Hysterie bei jungen Mädchen in einer grossen Anzahl von Fällen ihre Entstehungsgeschichte in getäuschter Liebeshoffnung finden. Die Verlobung, um ein Beispiel zu citiren, stand unmittelbar bevor, oder war bereits geschlossen, die Neigung auf weiblicher Seite ist eine sehr grosse – plötzlich tritt der andere Theil zurück. Die Enttäuschung und der gewaltige Seelenschmerz erzeugt häufig tiefer gehende Veränderungen, die sich in oft wunderbaren Erscheinungen kundgeben, bis endlich in vielen Fällen die Hysterie offenbar wird.«

Mit solch bemitleidenswerten Geschöpfen wurde in bewährter Weise verfahren:

> »In der Regel pflegt wohl bei gewöhnlichen hysterischen Anfällen weiter Nichts gethan zu werden, als dass man der Kranken kaltes Wasser in das Gesicht spritzt, Ammoniak unter die Nase hält und sie entweder auf den Fussboden oder auf ein Sofa legt, wo sie sich selbst überlassen bleibt.«

Andere Mittel, wie etwa das Ansetzen von Blutegeln am After oder Einspritzungen von heißem Wasser in den Mastdarm, waren wohl eher dazu angetan, auch in der beherrschtesten Frau einen hysterischen Anfall auszulösen. Manche Ärzte hielten es gar für angebracht, auch im Fall der Hysterie zum Messer zu greifen. Der Naturheilarzt Max Böhm hat sich 1897 ausnahmsweise einmal kritisch über die Brachialmethoden der Kollegen geäußert:

> »Weiterhin schnitt man einer grossen Anzahl hysterischer Patientinnen die Eierstöcke heraus, weil man, noch dazu im grausamen Irrthume, diese Organe für den Ausgangspunct der Hysterie hielt. Was würde, um den Wahnsinn dieser Operation deutlicher zu erhärten, ein Mann dazu sagen, wollte man ihm wegen Schmerzhaftigkeit der Hoden dieselben entfernen?«

Wie sehr die trostlose und inhaltsleere Lebenssituation vieler Frauen mit den Symptomen der Hysterie verknüpft war, das haben manche Ärzte ganz unfreiwillig durch ihre Beobachtungen kundgetan. Samuel Ashwell zitiert aus den Schriften zeitgenössischer Kollegen in der ersten Hälfte des 19. Jahrhunderts:

> »Auf die Vortheile, welche das Reiten, der Wechsel des Wohnortes und Klimas, das Seebad und mannichfaltige, aber thätige Beschäftigung darbieten, ist schon hingewiesen worden. Eine Reise, reich an romantischen Ereignissen und Abentheuern, wird einen wohlthuenden Einfluss auf die Krankheit zu üben selten verfehlen. Während der französischen Revolution und bei dem Aufstande in Irland vergassen und verloren die Damen in Paris

und die irischen Weiber unter dem mächtigen Eindrucke der Furcht und Aufregung ihre hysterischen Beschwerden und *Cullen* spricht von ähnlichen Wirkungen auf die Frauen in Schottland bei Gelegenheit des Bürgerkrieges von 1745–1746. Auch Dr. *Rush* in einer merkwürdigen Schrift ›Über den Einfluss der amerikanischen Revolution auf den menschlichen Körper‹ berichtet, dass viele hysterische Frauen, welche an dem glücklichen Fortgange des Kampfes das lebhafteste Interesse nahmen, durch die Zeitereignisse und den Wechsel ihres Wohnortes, ihrer Beschäftigungen u. s. w. vollkommen hergestellt worden sind. *Frank* bemerkt, dass Kaufmannsfrauen bei schwunghaftem Geschäftsbetriebe an Hysterie leiden, aber wenn Verluste eintreten, haben sie nicht mehr Zeit, krank zu sein.«

Offenbar war hysterischen Frauen eben schon immer jedes Mittel recht, um ihre Krankheit auszuleben. Frauenarzt Jörg weiß:

»In Zeiten, wo äußeres Frommthun sehr hoch geachtet wurde, wendeten sich Hysterische nicht selten zur Religionsschwärmerei, casteiten sich, gingen in die Klöster, besonders um für Heilige gehalten zu werden. Das Mädchen von Orléans konnte bei der Lage ihres Vaterlandes auf nichts Besseres verfallen, als auf das Vorgeben, es werde den Feind schlagen u. s. w., um sich in Gunst und Ansehn zu versetzen.«

Solche Thesen erscheinen ganz besonders perfide angesichts der Tatsache, daß vom Mittelalter bis zur Neuzeit abertausende junge Mädchen, oft noch Kinder, von ihren Familien ins Kloster gesteckt wurden, wenn kein passender Ehemann für sie gefunden werden konnte. Aber selbst Perfidie kennt noch Steigerungen. Der Wiener Gynäkologe Bernhard Bauer hat während des Ersten Weltkrieges so seine Beobachtungen gemacht: »Wie mächtig der Trieb des Weibes ist, seine Erotik durch äußere Handlungen unter irgend einem Deckmantel zu betätigen, konnten wir am besten während des Krieges beobachten, wir, die wir das ganze traurige Leben jener Zeit mit dem nüchternen Auge wissenschaftlicher Beobachtung betrachteten. Man glaube ja nicht, daß von den Tausenden von Frauen, die plötzlich ihre mildtätige Güte, ihr Barmherzigkeitsgefühl entdeckten und, durch dieses getrieben, sich als Pflegerinnen den verschiedensten Krankenhäusern anboten, auch wirklich Alle die an sie geknüpften Erwartungen erfüllten.

Ein großer Teil von ihnen mag wohl sicherlich unter dem Deckmantel dieser christlichen Nächstenliebe einen geheimen erotischen Zweck verfolgt haben. Wer so wie ich Gelegenheit hatte zu beobachten, wie diese Frauen und Mädchen mit staunenswerter Beharrlichkeit vor dem Spiegel standen, sich kokett das weiße Häubchen richteten und wohlgefällig sich in ihrem Ornat betrachteten, ehe sie zu dem schweren Dienst, zu der traurigen Arbeit in den Krankensaal gingen, wer so wie ich Zeuge der unliebsamen Szenen war, in denen sich die armen Verwundeten nur mit Mühe der Zudringlichkeiten dieser ›mildtätigen‹ Schwestern erwehren konnten, der muß auch den Mut haben, die Wahrheit seines Empfindens über dieses Treiben des Weibes auszusprechen. Nicht nur von Haus aus schlecht veranlagte, moralisch tiefstehende Dirnen waren es, die dieses Kontingent lieferten, nein, gerade die Frauen und Mädchen der besseren Stände, die hier Gelegenheit fanden, durch den täglichen Kontakt mit dem männlichen Geschlecht all die Fesseln des Alltags abzustreifen.«

So durften sich also die Nonnen und Krankenschwestern, welche die Verwundeten aus den Schützengräben pflegten, Verbände an eitrigen Wunden wechselten und Bettpfannen ausleerten, erotische Beweggründe für ihr Tun nachsagen lassen.

Noch fataler waren die Auswirkungen, welche die Verknüpfung von Medizin und Rechtsprechung gerade in bezug auf die Diagnose »Hysterie« für die Frauen brachte. In der Studie »Die sexuelle Falschbeschuldigung durch Hysterische« wird 1915 klar und deutlich ausgesprochen, was auch nur zu flüstern heute die politische Korrektheit verbietet: »Es besteht auch kein Zweifel, wenn man von sexuellen Falschbeschuldigungen hört, von ihnen spricht, denkt man eigentlich stets an Hysterie.«

Frauen, die es wagten, sexuelle Übergriffe anzuzeigen, wurden gnadenlos als hysterisch diffamiert. Ein dreizehnjähriges Mädchen, welches den eigenen Vater der Vergewaltigung beschuldigte und seine Handlungen in allen Details beschreiben konnte, wird in der »medizinischen, soziologischen und forensischen Studie« von Siegfried Placzek als »Grande-Hysterie« qualifiziert, ein Urteil, das sich auf den Psychiater Wilhelm Strohmayer stützt.

Ähnlich erging es einer jungen Frau, die ihren behandelnden Arzt des sexuellen Übergriffes bezichtigte. Im Gutachten des Sachverständigen hieß es: »Vor allem ist es im höchsten Grade unwahrscheinlich, daß ein bisher vollständig unbescholtener praktischer Arzt sich zu einer so folgenschweren Tat hinreißen lassen würde, und noch dazu wegen eines so wenig körperliche Reize besitzenden, ja geradezu abstoßend häßlichen Mädchens, nachdem er sicher, wenn es ihm durchaus um Beischlaf mit ihm zu tun war, auch ohne Gewalt und ohne jedes Risiko durch Schmeicheln, Versprechen von Geschenken u. dgl. den gleichen Zweck erreicht hätte … Die Vergewaltigung erscheint endlich deshalb sehr schwierig, weil die St. auf einem Untersuchungsstuhl lag, und die Untersuchungsstühle gewöhnlich so hoch sind, daß ein stehender Mann mit seinem Gliede gar nicht an die Geschlechtsteile einer auf dem Untersuchungsstuhle liegenden Frau hinaufreichen kann … Es ist im höchsten Grade wahrscheinlich, daß die St., welche seit ihrer Jugend nervenleidend ist und an allen möglichen Erscheinungen der Hysterie leidet … während der Digitaluntersuchung [Untersuchung mit dem Finger] durch Dr. K. geschlechtlich erregt wurde, infolge der Erregung in eine leichte Ohnmacht fiel und die nach dem Erwachen an den Genitalien infolge der Untersuchung vorhandenen Sensationen wahnhaft auf einen stattgehabten Beischlaf zurückführte.«

Keuschheitsanspruch und Begierde waren im Erscheinungsbild der Hysterie unheilvoll miteinander verstrickt. Der Gynäkologe Wilhelm Liepmann hat sie noch im 20. Jahrhundert als »Vergrößerungsglas« beschrieben, durch welches die Verwundbarkeit und Schwäche der Frauen besonders gut zu erkennen sei. Das schwache Weib besaß logischerweise weniger Widerstandskraft gegen das »Irresein«. Fazit, so Esther Fischer-Homberger: Eigentlich ist jede Frau hysterisch.

Und womit konnte einem hysterischen, also schwachen und kränkelnden Weibe am besten geholfen werden – durch den Mann, wir ahnen es. Schon im Mittelalter waren die »spermatikalen« Anfälle als die schlimmste Form weiblichen Irreseins betrachtet worden. Sie entstanden durch fehlenden Geschlechtsverkehr und traten deshalb auch vorzugsweise bei Witwen, alten Jungfern und Ordensfrauen auf. Sexuelle Abstinenz hatte bereits in der Antike und vor allem im arabischen Kulturkreis als gefährlicher Auslöser für Krankheiten aller Art gegolten, zum Beispiel von dem berühmten Arzt Ibn Sina, auch Avicenna genannt, an der Wende vom ersten zum zweiten Jahrtausend diagnostiziert. Als Gegenmittel wurden konsequenterweise rasche Heirat, ja im Mittelalter sogar ausnahmsweise Geschlechtsverkehr ohne den Segen der Kirche angesehen. Außerdem riet die Ärzteschaft vor allem den Ordensfrauen ganz unverblümt zu simplen Handgriffen, um etwaige Krämpfe zu lösen, nämlich zur **Onanie**. Der berühmteste Arzt der Antike nach Hippokrates, der Römer Galenus, will

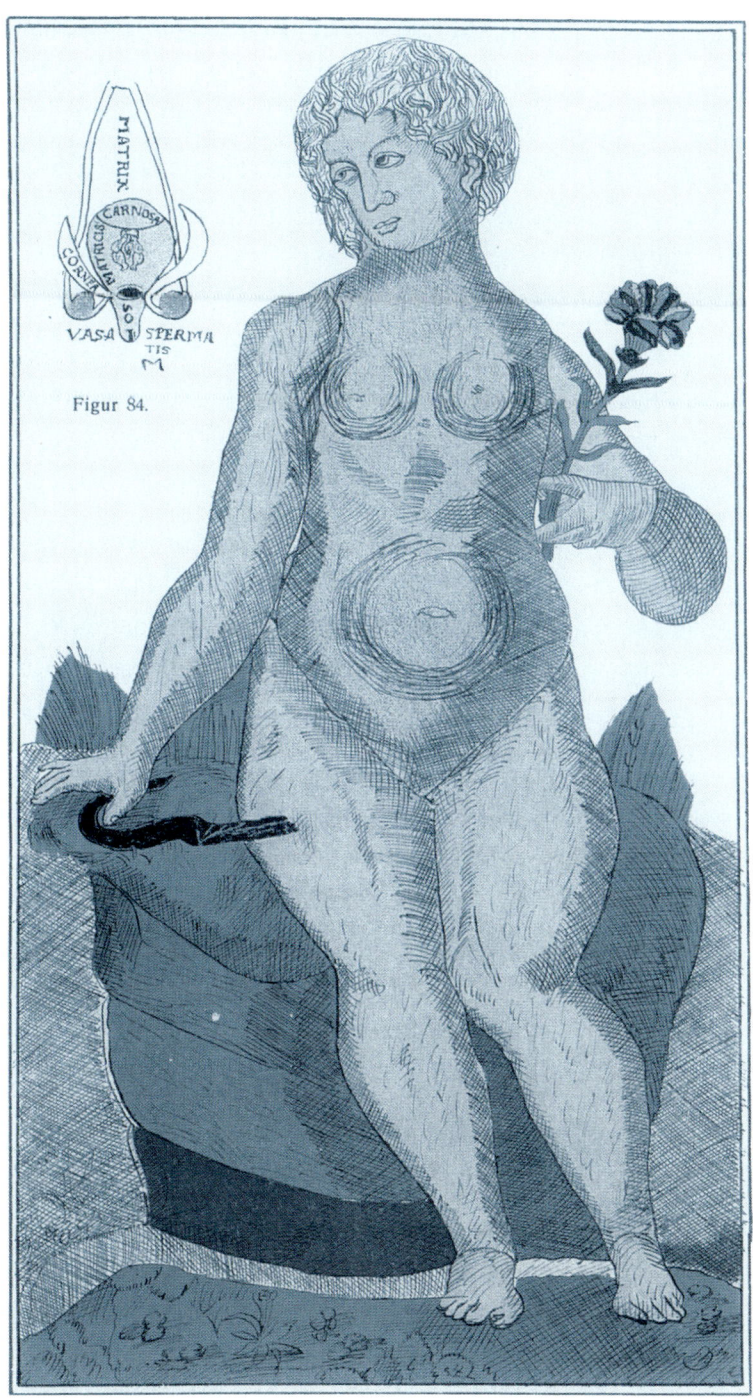

MATRIX

PATRICIS CARNOS

CORNUA SO

VASA SPERMA
TIS
M

Figur 84.

Anatomische Darstellung, 1539

bei einer hysterischen Witwe durch manuelle Techniken einen Heilungserfolg erzielt haben … In einer Schrift aus dem 11. Jahrhundert wird ganz ausdrücklich weiblichen Personen zur Onanie geraten, die durch ein Gelübde an die Ehelosigkeit gebunden waren. Diese »Therapie« konnte sowohl von den Betroffenen selbst wie auch von Hebammen durchgeführt werden. Ein Jahrhundert später empfahl der angesehene Salernus für solche Fälle die Räucherung der Genitalien mit »sperma hominis«, eine Therapie, die sich aber nicht weiter durchsetzen konnte.

Dieser unverkrampfte Umgang mit der Onanie ist in der Neuzeit ganz entschieden verlorengegangen. Das Christentum tolerierte sexuelle Handlungen nur, wenn sie der Fortpflanzung dienten. Die Onanie galt nun selbst als Krankheit, deren Ausbruch unter Einsatz aller Mittel vorgebeugt werden mußte. Höchste Vorsicht war geboten, kaum ein Buch über die Krankheiten des Weibes kam ohne das entsprechende Kapitel zum Thema aus:

»Leider hat sich dieses für Geist und Körper gleich schädliche, Mark und
Bein verzehrende Laster unter der Jugend so eingewuchert, daß wir es den
Müttern nicht laut genug predigen können; ihrem wachenden Blick wird
die allmälige Veränderung in dem ganzen Wesen des Mädchens nicht entgehen, und ihrer freundlichen Einwirkung mag es oft noch zur Zeit gelingen, das Verirrte auf die vernünftige Bahn zu leiten.«

Junge Frauen, die gezwungen waren, die meiste Zeit zu Hause über Handarbeiten gebeugt zu verbringen, und die entsprechend blaß waren, mußten sich nun auch noch Lasterhaftigkeit nachsagen lassen:

»Die sich kaum öffnende Blüthe der Anmuth und Schönheit und das jungfräuliche Kolorit fangen an sichtlich zu welken, und die auffallende Blässe
der Wangen gibt der mütterlichen Beobachtung den verrathenden Wink.
Nichts raubt schneller Jugend und Schönheit als das Laster der Onanie.«

Seine Beobachtungen zu diesem überaus delikaten Thema mußte selbstverständlich auch der Prager Arzt Leopold Fleckles kundtun, welcher sich durch diverse Abhandlungen samt untertänigsten Widmungen einen Namen gemacht hatte. Die Schrift »Über die Schlaflosigkeit, ihre moralischen und physischen Ursachen, ihre Wirkung auf die körperliche und geistige Sphäre des Menschen und ihre Verhütung. Ein Buch für Gebildete jeden Standes« war zum Beispiel »Seiner Hoheit, dem Prinzen Camill von

Rohan, Fürsten zu Guemenée Rochefort und Montauban etc. etc. etc.«
gewidmet, die Studie »Über die Musik als Heilmittel« niemand Geringerem
als »dem hochverehrten und hochgefeierten Heroen der Tonkunst, Herrn
Franz Liszt«. Seine Abhandlung »Vollständige Belehrung über den übelriechenden Athem, über den übelriechenden Fußschweiß, über die übelriechende Ausdünstung des ganzen Körpers überhaupt u. s. w.« einem Pro-
minenten »unterthänigst« zu widmen, darauf hat der Verfasser allerdings
verzichtet.

»Mädchen in ihren Blüthenjahren«, welche der Selbstbefleckung frönten,
waren laut Raudnitz auf einen Blick auszumachen, unter anderem galt für
sie: »Nicht selten bilden sich kleine Ausschläge im Gesichte.« Angesichts
der Tatsache, daß Akne wohl auch in den vergangenen Jahrhunderten eine
häufige Erscheinung der Pubertät war, lassen sich die Auswirkungen solcher Ratschläge für »für Mütter, denen das Wohl ihrer Töchter am Herzen
liegt« ausmalen. Nur durch strengste Bespitzelung konnte das Laster aus-
gemerzt werden: »Man halte die heimlichen Gemächer oder Abtritte unter
besonderer Aufsicht, dulde nie, daß ein Mädchen sich lange in ihnen
aufhalte und merke genau darauf, wie oft des Tages dasselbe diesen Ort
besuche.«

Da Onanie nach geltender Lehrmeinung durchaus Psychosen verursachen
konnte, wurde den Erziehungsberechtigten dringend geraten, »auf eine ar-
beitsreiche und die Zeit vollkommen absorbierende, ermüdende Pflichter-

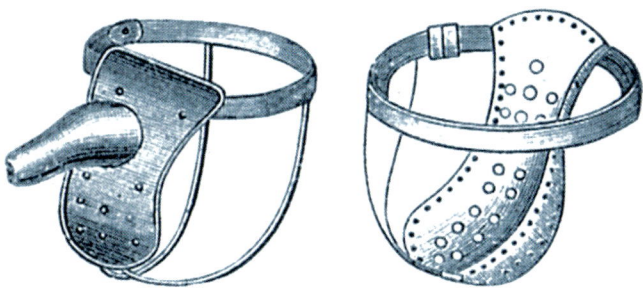

Aus »Die Frau als Hausärztin«: Apparate »zur Verhütung der Onanie« für Knaben
und Mädchen

füllung zu dringen, unter gleichzeitiger Beseitigung aller die Sinne aufregenden Reize (Lectüre, Bälle, Theater u. s. w.)«. Fortschrittliche Gemüter unter den Ärzten plädierten für Milde im Umgang mit den Gestrauchelten: »Niemals schlage oder ängstige man onanierende Kinder, weil dadurch der Grund zu Nervenleiden gelegt werden kann. Sie sind Verirrte, aber keine Verbrecher.«

Die Detailfreudigkeit, mit welcher in frauenärztlichen Schriften Hilfsmittel zur Onanie wie japanische Liebeskugeln und französische Nachbildungen des Gliedes aus Silber und Kork beschrieben werden, lassen allerdings befürchten, daß auch die Herren Doktoren und Professoren so ihre Not mit der »Selbstbefleckung« hatten. Um so wichtiger war die Vorbeugung:

»Selbstverständlich haben sich die Forscher mit der Frage der ›Ansteckungsgefahr‹ der Onanie eingehend beschäftigt und gelangten zu der Überzeugung, zu der statistisch nachgewiesenen Tatsache, daß in Mädchenschulen e i n e   e i n z i g e Schülerin imstande sei, eine ganze Klasse zur Früh-Onanie zu verleiten.«

Beinahe überflüssig an dieser Stelle zu erwähnen, daß die Onanie bei Männern in gynäkologischen Abhandlungen als sogenannte »Not-Onanie« durchaus Verständnis fand: »Die Überfüllung der Hoden beim Manne drängt automatisch zur Entleerung.«

Täterinnen brauchten hingegen nicht auf Milde zu hoffen, Medizinalrat Bauer geht bereits mit den allerjüngsten streng ins Gericht: »Wie steht es heute mit der Frage der Virginität? Wie viel, oder richtiger gesagt, wie wenige Jungfrauen gibt es denn wirklich? Ideell betrachtet, also sittlich und seelisch aufgefaßt, bestreite ich den Zustand der Jungfräulichkeit, soweit es sich um Mädchen über vierzehn Jahre handelt; denn schon der einmalige Versuch der Onanie entjungfert das Mädchen in sittlicher und psychischer Beziehung.«

Auch über das »wie« und »wo« des Vorganges geben gynäkologische Schriften erschöpfend Auskunft:

»Das Weib erfüllt das in ihm schlummernde Verlangen durch Reiben und durch einige andere Manipulationen an den erogenen Zonen der Geschlechtsteile, also an den mit Nerven reich versehenen Schamlippen und an dem Kitzler. Diese Manipulationen arten nach und nach zu einer geradezu als Technik zu bezeichnenden Fertigkeit aus. Die Wissenschaft kennt

110

Fälle genug, in denen Mädchen und Frauen derart reizbar werden, daß das bloße Aneinanderdrücken der übereinander gekreuzten Schenkel schon eine Auslösung und Befriedigung des Geschlechtstriebes zu bewirken vermag.«

Fortgeschrittene Sünderinnen begnügten sich allerdings nicht mit dem simplen Schenkeldruck, sondern legten oft ein regelrechtes »Instrumentarium der Onanie« an: »Die onanierende Frau schreckt vor nichts zurück.«
In dem 1908 vom Würzburger Gynäkologieprofessor Max Hofmeier überarbeiteten klassischen gynäkologischen Lehrbuch »Handbuch der Krankheiten der weiblichen Geschlechtsorgane« von Karl Schroeder wird im Kapitel »Fremde Körper in der Scheide« ausführlich darüber berichtet:

> »Ausserdem existiert in der Literatur eine ziemlich reichliche Kasuistik [Spiegelfechterei, wohl abschätzig gemeint] über die verschiedenartigsten fremden Körper, die zum Teil der Onanie wegen von den Frauen selbst, zum Teil boshafterweise von anderer Hand in die Scheide eingebracht worden sind. Als derartige fremde Körper werden genannt: Pomadentöpfe, Lockenhölzer, Nadelbüchsen, Schwämme, Gläser, Tannenzapfen und ähnliches. *Pearse* fand (lt. British medical Journal vom 28. Juni 1873) bei einer 36jährigen Frau eine Garnspule, die 22 Jahre in der Scheide gewesen war und eine Urethrovaginalfistel hervorgebracht hatte. Die Frau war sonderbarerweise zweimal verheiratet gewesen, ohne dass der fremde Körper entdeckt worden wäre. Wohl den eigenthümlichsten fremden Körper, der je in einer Scheide beobachtet worden ist, fand *Schroeder* darin, nämlich einen neben einem Pomadentopf liegenden Maikäfer.«

Die Hervorbringung abstruser Gegenstände aus dem weiblichen Inneren rief das Amüsement der Ärzteschaft hervor, auch wenn die Vorgeschichte ganz eindeutig von Brutalität gekennzeichnet war:

> »Einen anderen, besonders in bezug auf sein Zustandekommen originellen Fall von Fremdkörper in der Vagina berichtet *Bazanella* (lt. Wiener klinischer Wochenschrift von 1893, Nr. 9): eine Frau trug 10 Jahre lang in der Scheide ein Trinkglas, das vor der Ehescheidung ihr Mann ihr hineingebracht hatte, um weiteren geschlechtlichen Verkehr der Frau für immer zu verhindern. *Evercke* zog sogar gelegentlich einen ganzen Pfeifenkopf aus der Scheide.«

Welche Qualen solche Fremdkörper den betroffenen Frauen bereitet haben müssen, kann man sich wohl nur schwerlich ausmalen. Die Scham hat es den meisten verboten, sich an einen (amüsierten) Arzt zu wenden:

»Auch wir hatten kürzlich Gelegenheit, aus der Scheide einer 53jährigen unverheirateten Person einen Glasnapf mit ganz zackigen, ausgebrochenen Rändern nebst entsprechendem Blechdeckel aus der Vagina zu entfernen. Die Ränder hatten sich zentimetertief in die Schleimhaut eingebohrt; wahrscheinlich bestand der Zustand schon mehrere Jahre.«

Daß Selbstbefriedigung zu Sehstörungen führe, diese These haben Frauenärzte bis ins 20. Jahrhundert vertreten. Das Autorentrio des Werkes »Augenerkrankungen sexuellen Ursprunges bei Frauen«, der belgische Gynäkologe Emil Berger, sein französischer Kollege Robert Loewy und die amerikanische Frauenärztin Beatrice Rossbach, distanziert sich 1906 von solchem Aberglauben: »Die Folgezustände von Masturbation für das Sehorgan wurden gewöhnlich sehr übertrieben.« Dennoch zählen sie eine Reihe von Fällen auf, in welchen die abschreckenden Folgen der Onanie bis hin zur vorübergehenden Erblindung geschildert werden. Wenigstens ab und zu fand ein solcher Leidensweg ein glückliches Ende: »Alle diese Erscheinungen schwanden, nachdem die Kranke die Masturbation aufgegeben hatte.«
Selbst solch eine fortschrittliche Frau wie die Ärztin Anna Fischer-Dückelmann verbreitete in ihrem Nachschlagewerk »Die Frau als Hausärztin« die Ansicht: »Onanistinnen sind zur Ehe meist wenig tauglich; entweder leiden sie an Scheidenkrämpfen, oder sie sind gegen die Annäherung des Mannes empfindungslos. Meist ist sie ihnen auch widerwärtig.«
Aber Scheidenkrämpfe traten eben nicht nur bei »Onanistinnen« auf, sondern waren ein gefürchtetes und weitverbreitetes Phänomen innerhalb der Geschlechterbeziehungen bis ins vergangene Jahrhundert hinein. Durch **Vaginismus** wurden sowohl die ärztliche Untersuchung mittels eines Fingers wie auch der eheliche Verkehr erschwert oder gar unmöglich gemacht. Selbst Gynäkologen, die der Psychologie oft skeptisch gegenüberstanden, mußten bei diesem Leiden die Zusammenhänge von Seele und Körper anerkennen:

»Das eigentlich klassische Bild des Vaginismus entsteht am häufigsten bei jung verheirateten Frauen. Am meisten disponiert dazu ausser erhöhter

Nervosität, Zaghaftigkeit und Angst vor dem Unbekannten, was in der Hochzeitsnacht bevorsteht, eine enge Beschaffenheit des Introitus vaginae, eine derbe Resistenz des Hymen, sowie gewisse Eigentümlichkeiten in der Lage der äusseren Genitalien.«

»Bei geängstigten jungen Frauen, die als halbe Kinder in die Ehe treten und die Scheu vor dem vielleicht etwas barschen Manne nie überwinden können, tritt Scheidenkrampf als Reflexerscheinung verhältnismäßig leicht auf.«

»So lange die betreffende Kranke ohne Umgang mit dem männlichen Geschlechte bleibt, hat sie keine Ahnung von dem ›grausamen Leiden‹ (la cruelle affection), mit dem sie behaftet ist. Sobald aber dieser Umgang eintritt, beginnen die Schmerzens-Scenen.«

Gerade die allererste sexuelle Erfahrung, also die Hochzeitsnacht, muß für viele junge Frauen in ihrer Unerfahrenheit und Abhängigkeit ein traumatisches Erlebnis gewesen sein. Auch hier klafften die realen Empfindungen der Frauen und die »Weisheiten« der Ärzteschaft weit auseinander:

> »Erst die Gemeinsamkeit mit dem Manne erzieht die Frau zum geschlechtlichen Genusse, welcher in der Norm keineswegs solche Gewalt hat, daß er Sitte und Zucht schrankenlos überschreitet. In der Regel bedarf es in der ersten Zeit der Ehe eines impulsiven Vorgehens des Mannes, um sich die Gefolgschaft der Gattin auf dem erotischen Gebiet zu sichern.«

Nicht immer war dieser impulsive Vorgang von Erfolg gekrönt, manche Frauen wurden geradezu zickig. In Oskar Schaeffers »Atlas und Grundriss der Gynäkologie« von 1896, einem beliebten Handbuch zur Prüfungsvorbereitung, heißt es über eine Vaginismuspatientin: »Der Gedanke an eine Wiederverheirathung mit der Ausübung des Coitus löste gleichfalls jenen Schmerz aus.«

Angesichts solcher Verhältnisse verlieren die Ratschläge der Ärztin Anna Fischer-Dückelmann viel von ihrer – für unsere heutigen Ohren – altmodischen Tugendhaftigkeit, wenn sie mahnt:

> »Der weibliche Arzt lernt leider recht traurige Eheverhältnisse kennen …
> In bezug auf die Regelung des ehelichen Verkehrs sei angegeben, daß die
> Mäßigkeit darin besteht, die Vereinigung so selten als möglich zu vollziehen, nicht mehr als e i n - b i s z w e i m a l im Monat … Dieser Rat hat

Widerspruch gefunden. Ganz merkwürdige, sehr entrüstete Briefe sind der Verfasserin daraufhin zugegangen. Es sei deshalb hier zur Versöhnung dieser Elemente hinzugefügt, daß bei g e s u n d e n Eheleuten im ersten Jahre der Ehe, nach Trennungen usw. auch weniger strenge Regeln aufgestellt werden können.«

Typisches Frauengeplänkel, dem der erfahrene Professor Runge aus Göttingen schlicht und einfach die Realität entgegenstellt:

»… der Mann ist brutal gegen das Weib. Und wenn es gewiß unnöthig ist, diese Thatsache aus der Geschichte und Culturgeschichte zu erhärten, so sind doch auch Beispiele aus unserer heutigen Cultur mit Leichtigkeit zu bringen, um den Beweis zu liefern, dass neben und hinter der sogenannten Galanterie eine männliche Rohheit dem Weibe gegenüber sich verbirgt. Jeder, der tiefere Einblicke in unsere socialen Zustände gethan hat, kann diese Ansicht nur theilen, und es bedarf hier nicht der Erfahrungen des Frauenarztes, obwohl diese vielleicht lauter und eindringlicher wie alle übrigen Stimmen reden würden.«

Die Beschreibung »brutal« durfte nur zu oft als wortwörtlich aufgefaßt werden. Im Kapitel »Verletzungen der Scheide« heißt es bei Hofmeier und Schroeder:

»Von allen diesen Gelegenheitsursachen sind die häufigsten aber die durch zu ungestümen Coitus oder durch grobe manuelle Exzesse bei dieser Gelegenheit herbeigeführten Zerreissungen, meist des oberen Scheidengewölbes.«

Eine Beobachtung, die der englische Frauenarzt Ashwell in dieser Eindeutigkeit nicht nachvollziehen konnte. Zum Thema »Vergrösserung der Clitoris« meint er:

»Meine Erfahrungen lassen mich ein ausschweifendes Leben oder, was vielleicht noch schlimmer ist, geheime Selbstbefleckung für eine jeweilige Ursache dieser Entartung halten, während andererseits die Untersuchungen Parent Duchâtelet's und meine eigenen, in Guy's Hospitale gemachten Beobachtungen keinen nothwendigen Zusammenhang zwischen Ausschweifungen im Geschlechtsgenusse und der anhaltenden Vergrösserung

114

der Clitoris nachweisen. Von 6000 eingetragenen Lustdirnen zu Paris zeigten nur drei diese Affection, und mich selbst überraschte bei Freudenmädchen oft der normale Zustand der äusseren Geschlechtstheile …«

Die Frauen hatten zu funktionieren, die Verweigerung ihrer Körper, die etwa im Vaginismus zum Ausdruck kam, muß der Männerwelt besonders perfide erschienen sein. Entsprechend wenig sensibel waren die Methoden, mit welchen die verkrampften Genitalien wieder gefügig gemacht werden sollten. In der »Wiener Medizinischen Wochenschrift« von 1866 kann man nachlesen, wie der »hervorragende« Geburts- und Frauenarzt Marion Sims (der seine Technik der Scheidenfisteloperation, wie in Kapitel I beschrieben, an Sklavinnen ausprobiert hatte) auch 39 Fälle von Vaginismus »mit glücklichem Erfolge operirt« hatte. Zimperlich ist Doc Sims jedenfalls nicht gewesen. Von der vollständigen Entfernung eventuell schmerzender Reste des eingerissenen Hymens über »die Durchschneidung des Spincter vaginalis« (also des Muskelgewebes rund um den Scheideneingang) bis zur Erweiterung der Scheide durch penisähnlich geformte »Dilitatoren« aus Metall, Elfenbein oder Glas, welche die Frauen stundenweise tragen mußten: »Ihre Einführung verursacht immer Schmerz, der aber nicht entfernt mit dem ›fürchterlichen, so charakteristischen‹ Schmerz des zu behandelnden Leidens verglichen werden kann.« So meinten also Frauenärzte mit Selbstverständlichkeit zu wissen, wie sich der Schmerz anfühlte und in welcher Intensität sie ihn den Frauen zumuten konnten. »Sims hat übrigens wenig Frauen getroffen, die den Dilitator auch nur 8 Stunden in continuo geduldet hätten«, wundert sich der Berichterstatter der »Wiener Medizinischen Wochenschrift«. Der Doktor selbst blickte voller Wollgefallen auf seine Methoden:

> »Meine persönlichen Beobachtungen erlauben mir auszusprechen, dass keine andere Krankheit die Quelle grösserer Verdriesslichkeiten zwischen zwei Gatten werden kann; ich habe aber auch die Genugthuung, hinzufügen zu können, dass ich keine Krankheit kenne, welche man so leicht und sicher heilen kann.«

Auch im Handbuch von Oskar Schaeffer wird nur allzu deutlich, mit welcher Anmaßung und Mitleidlosigkeit Ärzte den Frauen zu Leibe rückten. Als Therapie wird empfohlen, der Patientin das Jungfernhäutchen samt Harnröhrenmündung und eventuell sogar mit den kleinen Schamlippen zu entfernen. »Sollte dann noch Empfindlichkeit hinterbleiben, so wird der Scheideneingang gedehnt. Ein Touchierversuch belehrt (!) die Patientin von der nunmehrigen Unempfindlichkeit und die regelrechte Ausübung der Cohabitation und baldiger Eintritt der Schwangerschaft beseitigt den letzten Rest.« Allerdings – solche »Therapien« haben gewiß so mancher Frau den letzten Rest gegeben.

Für ganz hartnäckige Fälle stand immer noch der Chloroformbausch zur Verfügung. So ist Doktor Sims nicht einmal davor zurückgeschreckt, Frauen zu betäuben, damit die Ehemänner ihre Lust befriedigen konnten. »Die Wissenschaft kennt keine Skrupeln, zugegeben«, haben sich französische Kollegen (»mit einer für Franzosen etwas sonderbaren Prüderie«, wie sich der Berichterstatter der »Wiener Wochenschrift« mokiert) gegen diese Art der »Aether-Kopulation« ausgesprochen, »wir können aber nicht umhin, zu gestehen, dass man uns in Frankreich nie dazu bringen wird, eine Frau zu chloroformieren, um das Beiwohnen ihres Gemahles zu erleichtern.«

So disputierten Frauenärzte über die Probleme ihrer Patientinnen mit der Lust, die wohl zumeist die Lust der Männer war. Der Berliner Nervenarzt Siegfried Plazcek:

»Steyerthal hält es nach den Beobachtungen der berühmtesten Frauenärzte für erwiesen, daß mindestens 50 Prozent unserer deutschen Frauen frigide, und mindestens die Hälfte dieser 50 Prozent frigidissimae, also ganz kalte sind, die keinerlei sinnliche Liebe kennen … Träfe dieses Urteil Steyerthals zu, wäre wirklich jede zweite Frau Frigida, jede vierte Frau empfindungslos für jede sinnliche Liebe, es wäre traurig um die Welt bestellt …«

Zum Glück gab es jedoch auch Beobachtungen, die einen Weg aus dem Dilemma wiesen:

»Blumreich, einer unserer besten Frauenärzte, erklärte mir unumwunden, daß er nach seiner reichen Lebenserfahrung eine absolute sexuelle Frigidität überhaupt bestreiten müßte, weil er oft genug sie verschwinden sah, sobald das Leben den Mann wechseln ließ.«

Auch kannte doch gerade die Frauenheilkunde das erschreckende Krankheitsbild der **Mutterwuth**, auch **Nymphomanie** oder Mannstollheit genannt, nur allzu gut:

»Die Mutterwuth ist eine Gattung von Wahnwitz bey der eine ungemein
große Geilheit zugegen ist.

Mannbare Mädchen, junge Witwen, die geile Bücher lesen, stark gewürzte
Speisen, vielen süssen Wein, oder andere geistige Getränke genießen, und
dabey müßig sitzen, sind meistens dieser Krankheit unterworfen, obschon
auch mäßig lebende, gut gesittete Personen aus der einzigen Beschaffenheit
ihres Körpers zuweilen damit befallen werden.«

Ihre Symptome waren fürchterlich, die Kranken »gehen öffentlich Manns-
personen um den Coitus an, führen obscöne Reden, entblößen sich wohl
auch u. s. w., sind aber in anderen Punkten noch ganz bei Verstande und
nur in Hinsicht der Geschlechtsverrichtung irren sie. Fast in jedem Irren-
hause kann man die Originale zu dieser Schilderung finden.«
Schon Paracelsus hatte um die schrecklichen Folgen der Wollust bei den
Weibern gewußt, welche sie sogar befähigte, Würmer zu gebären. Alte
geile Weiber neigten hingegen – laut Paracelsus – mehr zur Geschwulst-
bildung.
Unbefriedigte Liebessehnsucht galt als Hauptursache für das »Wüten der
Mutter«, diese weitere unglückselige Facette des »Frauennaturells«:

> »Wüten der Mutter, auch Mannstollheit, denen Medicis aber furor uterinus,
> ist ein weiblicher Zufall, es werden vielmahls auch die Jungfrauen mit die-
> sem Übel geplagt, und kommet insgemein aus Geilheit, phantastischer Ein-
> bildung eines schönen männlichen Subjecti und untersagtem Beyschlaff
> her, daher sie denn ernstlich traurig, unruhig, melancholisch werden und
> endlich gar in Raserey geraten.«

Der Nervenarzt Placzek zitiert mit sichtlichem Wohlgefallen eine Schrift
aus dem 18. Jahrhundert samt dem darin enthaltenen Vergleich von Weib
und Tier: »Das unverheiratete Frauenzimmer ist so mutwillig und wild als
eine junge Kuh im Frühjahr, die man aus Mangel eines Brömmers immer-
fort den anderen Kühen aufhucken sieht.«
Auch der uns wohlbekannte Spezialarzt für Gynäkologie zu Wien, Bernhard Bauer, findet sein Anschauungsmaterial in der Tierwelt, allerdings
unter den Mücken:

> »So wie die unbefriedigte Frau rachsüchtig, stets über Laune und nur
> allzu gerne geneigt ist, diese ihre Unbefriedigung irgendwie zu äußern, so

scheint sich auch im Tierreiche eine Nichtbefruchtung in dem Benehmen der weiblichen Tiere gegen ihre Umgebung zu manifestieren … Unter den Mücken gibt es so wenig Männchen, daß Fabre als erster sie überhaupt beobachtet hat. Es kommen etwa zehn Weibchen auf ein Männchen. Unter zehn Weibchen verenden neun als Jungfrauen, ja ohne auch nur ein Männchen zu Gesicht bekommen zu haben, ohne selbst zu wissen, daß es überhaupt auch Männchen gibt. Vielleicht daß dieses Zölibat ihre Wildheit verursacht, denn sie allein sind es, die uns stechen und uns das Blut aussaugen.«

Ob Brömmer oder Mücken, der Beweis für das abnorme Verhalten der Frauen war erbracht. Zum Glück galt die Mutterwuth in vielen Fällen als heilbar, sofern »energische ärztliche Hilfe« verfügbar war. Umschläge von kaltem Wasser, Schnee oder Eis über die Schamlippen und den Unterleib sowie die obligaten Blutausleerungen durch das Ansetzen von Blutegeln sollten den liederlichen Weibern die Mannstollheit austreiben und sie auf den Pfad der Tugend zurückführen. »Eben so hat man auch von Einreibungen des Quecksilbers in die Bauchgegend nicht wenig zu hoffen.«

Zum allerletzten Schritt rät Frauenarzt Jörg nur leicht geniert: »Noch habe ich nicht von einem Mittel gesprochen, daß fast in allen Schriften über die Nymphomanie als sehr wirksam geschildert wird. Die Befriedigung des Geschlechtstriebes soll durch viele Erfahrungen als sehr heilsam erprobt worden seyn … da läßt sich zuversichtlich viel und alles von der Verheiratung der Kranken hoffen. Der Coitus dient in einem solchen Falle als der beste Entlader der übermäßigen Reizbarkeit und führt daher die leidenden Geschlechtstheile am schnellsten und am sichersten ins normale Verhältnis zurück.«

Der Ehestand als das »normale Verhältnis« für die weiblichen Geschlechtsteile, diese Ansicht haben Frauenärzte wieder und wieder gepredigt. Frauen, die aus den verschiedensten Gründen die für sie vorgesehene Rolle nicht erfüllten oder erfüllen konnten, waren Gegenstand von heuchlerisch besorgten Studien und Untersuchungen.

Das Problem der ledigen Frau

»Die schlechteste Prognose bietet die alte, beschäftigungslose Jungfrau«, weiß der uns mittlerweile »sattsam« bekannte ehemalige Direktor der Göttinger Universitäts-Frauenklinik, Professor Max Runge, aus seiner Praxis zu berichten.

Die alte Jungfer, die ledige Frau, sie waren im 19. und selbst noch im 20. Jahrhundert ein beliebtes Objekt für Gynäkologen, die sich auch gerne als einfühlsame Seelenärzte betätigten. »Wer Gelegenheit hat, das volle Vertrauen solcher Personen zu gewinnen, erfährt fast ausnahmslos, was sie der Welt kalt und stolz verbergen: Bittere Enttäuschungen und herbe Erfahrungen liegen hinter ihnen, sie haben alle ihren Schmerz durchgemacht – bis sie endlich lernten, sich in ihr Schicksal zu ergeben und in der A r b e i t für A n d e r e Entschädigung und Trost für das fanden, was ihnen ein grausames Schicksal versagt hat.«

Denn eines war wohl klar: Was für den Mann eine Selbstverständlichkeit bedeutete, nämlich Anerkennung, Selbstachtung und Befriedigung aus seinem Beruf zu schöpfen, das konnte für Frauen nur ein jämmerlicher Ersatz für ihre ureigenste Berufung sein: »Das e c h t e W e i b m a t e r i a l hat durchaus keinen Drang zur Halbmannhaftigkeit, sondern will G a t t i n und M u t t e r sein.«

Aber die gesellschaftlichen Veränderungen brachten es mit sich, daß immer mehr Frauen verwehrt blieb, die »höheren Weihen« der Gattin und Mutter zu erringen. Die industrielle Revolution erschütterte Schritt für Schritt das patriarchalische Gefüge der Familien. Auch die Töchter des Bürgertums waren oft aus ökonomischen Gründen gezwungen, sich eine Stellung als Gouvernante, als Lehrerin oder Krankenschwester zu suchen. Der Einzug der Frauen in Kontore und Büros begann, der Beruf der »Sekretärin« entstand. Aber noch immer galt die Berufstätigkeit der Frau als Schmach und Makel, geisterten die Vorstellungen der Ärzteschaft, daß sie nur als Mutter ihre Halbfertigkeit überwinden könne, in den Köpfen herum. Ingeborg Weber-Kellermann zitiert aus der Studie »Zur vergessenen Geschichte der weiblichen Angestellten im deutschen Kaiserreich« von Ursula Nienhaus, in welcher die feinen Abstufungen in der Kaste der arbeitenden Frauen geschildert werden: »Die Arbeit der Verkäuferin vollzieht sich gewissermaßen in der Öffentlichkeit. War die außerhäusliche Erwerbsarbeit überhaupt verpönt, so galt das in besonderem Maße für eine Tätigkeit, die sich vor aller Augen abspielt. War die Tochter im Kontor beschäftigt, so sah es doch nicht jedermann, und man konnte die Tatsache vielleicht ganz verbergen.«

Der Erste Weltkrieg dezimierte das Angebot an jungen Männern auf dem Heiratsmarkt grausam und drastisch. Eine bedrohliche und hochkomplizierte gesellschaftliche Frage stellte sich, derer sich Professor Timerding aus Braunschweig in einer einschlägigen Studie annahm: »Das Problem der ledigen Frau«, abgedruckt in den »Abhandlungen auf dem Gebiete der Sexualforschung«, erschienen 1925 in Bonn. Bereits im Vorwort spart der Herr Professor nicht mit verunglimpfenden Schlußfolgerungen:

»Vor kurzer Zeit wurde eine 53jährige Privatlehrerin vor Gericht gezogen, weil sie mit einem 14jährigen Knaben ein Verhältnis angeknüpft hatte. Sie hatte sich vorher des besten Rufes erfreut, sich nie etwas zuschulden kommen lassen; es stellte sich heraus, daß sie aus einer tiefen Herzenseinsamkeit heraus gehandelt hatte und von einer leidenschaftlichen Liebe zu dem Kinde erfüllt war, die sie das Unnatürliche der Beziehung völlig vergessen ließ. Sie wurde unter Zubilligung mildernder Umstände zu acht Monaten Gefängnis verurteilt. Ich wüßte den folgenden Ausführungen kein besseres Geleitwort mitzugeben als den Hinweis auf diesen Fall, der ein grelles Schlaglicht auf die Seelennot der alternden ledigen Frau wirft.«

Nach Tausenden von Jahren der Männerherrschaft mußten sich Frauen in der ersten Hälfte des vergangenen Jahrhunderts aufgrund eines trostlosen Einzelfalles nun auch noch als potentielle Kinderschänderinnen denunzieren lassen.

Und tatsächlich, es ist ein schauerliches Los, das die Betroffenen, also die alleinstehenden Frauen, zu tragen hatten, Professor Timerding erspart uns kein Detail:

»Dies zeigt sich auch darin, daß die einsam lebende Frau selten Freude an dem eigenen Heim hat. Sie kann wohl mit Stolz zeigen, daß es auch ihr gelungen ist, sich behaglich einzurichten, aber wenn sie allein in ihrem Zimmer sitzt, so gähnen sie die Wände an, wieviel Mühe sie sich auch gegeben hat, sie mit Bildern und Erinnerungszeichen zu behängen. Gerade dies Bestreben alter Mädchen, allen möglichen Krimskrams in ihrer Wohnung aufzustapeln, der irgendwelchen Gemütswert für sie besitzt, zeigt, wie sie gegen die Einsamkeit kämpfen. Aber die Gegenwart einer anderen Frau füllt die Lücke nicht aus, erst wenn ein Mann über die Schwelle tritt, kommt das Leben. Der Raum füllt sich dann mit Licht und Wärme, es verbreitet sich Ruhe und Sicherheit. Geht der Besucher wieder, ist alles wie vorher, stumm und leer.«

Die »Hingabe an einen Mann« galt offiziell noch immer als oberste Bürgerinnenpflicht, mehr als zwei Jahrtausende nach den Theorien der griechischen Philosophen über das halbfertige Weib heißt es: »Es ist, als ob die Frau zur Vollendung ihres Wesens und zur Befriedigung erst gelangen könnte in der Gemeinschaft mit dem Manne, als ob sie das Gefühl hätte, erst so ein ganzer Mensch zu werden.«
Auch Gynäkologe Bauer stellte die Frage »Wie bist du, Weib?« – und wußte sogleich jede Antwort:

> »So muß ich denn doch noch eine Type des Weibes seelisch zu zergliedern versuchen, die Type der a l t e n J u n g f e r . Ein psychologisches Rätsel, wenn man so will, in Wirklichkeit aber nichts anderes als das Endprodukt einer endlosen Kette von Mißerfolgen, von Enttäuschungen … die alte Jungfer ist schon mit dreißig Jahren die alte Jungfer; sie fühlt schon um diese Zeit so, wie eine verblühte Frau mit fünfzig Jahren vielleicht fühlen könnte oder dürfte … Das Weib will und muß nun einmal lieben, und daher überträgt die alte Jungfer ihre Liebe auf andere Lebewesen als auf Menschen, die sie ja alle im Grunde ihrer Seele haßt; sie überträgt diese ihre Liebe auf Tiere, auf Katzen, Hunde oder Kanarienvögel … sie lachen nicht, wenn die alte Jungfer Liebesgedichte liest und schreibt.«

So waren die Geschlechter auch bei der Einsamkeitsbewältigung grundverschieden strukturiert. Die alte Jungfer las ihrem Kanarienvogel vor, der alte Junggeselle komponierte eine Symphonie oder erfand einen neuen Krawattenknopf. Professor Timerding wußte: »Die Einsamkeit, welche die Frau bedrückt und lähmt, verhilft dem Manne vielfach zur Selbstbesinnung und zur Entfaltung seiner Gaben. ›Stark ist nur der Einsame‹, sagt Ibsen.«
Wenn dem schöpferisch tätigen Junggesellen dennoch einmal die Decke auf den Kopf fiel, so standen ihm vielfältige Möglichkeiten offen:

> »Der Mann kann ins Wirtshaus gehen, wenn es ihm in seiner Behausung zu öde und langweilig wird, und er findet dort immer passende Gesellschaft. Die Frau kann das nicht … Deshalb kann die Frau, wenn sie abends

an einen anderen öffentlichen Ort wie in Theater und Konzerte gehen will, die männliche Gesellschaft nicht entbehren. Sehr viele Mädchen werden zu Liebesverhältnissen getrieben allein durch das Bedürfnis, ihre Abende angenehm zu verbringen. Wenn sie nun durch soziale Rücksichten an einem solchen Verkehr gehindert sind oder in das Alter kommen, wo ein Mann keinen besonderen Reiz mehr darin findet mit ihnen auszugehen, so bleibt ihnen nichts anderes übrig wie zu Hause zu bleiben, falls ihnen nicht ein befreundetes Haus gastlich die Tür öffnet.«

Auch die von Bauer angesprochene Menschenfeindlichkeit der Jungfer war Timerding ein vertrautes Phänomen, allerdings hielt er sie für eher auf das eigene Geschlecht bezogen:

»Jeder, der dazu Gelegenheit fand, hat sicher beobachtet, wie eine Vereinigung von Frauen keinen rechten Weg fand, sich zu organisieren und ihre Tätigkeit zu regeln, wie sich die einzelnen Frauen in ihr widersprachen und befehdeten, bis ein dazu geeigneter Mann dazutrat. Im Augenblick ordnete sich dann alles, die Gegensätze schwanden, es wurde einfach das angenommen und ausgeführt, was der Mann vorschlug. Der eigenen Geschlechtsgenossin mag die Frau sich nicht unterordnen, weil sie im Grunde keine Achtung vor ihr und kein Vertrauen zu ihr hat. Wir wissen, daß Frauen mit den intimsten und peinlichsten körperlichen Nöten lieber zum Arzte als zur Ärztin gehen.«

Es hätte natürlich auch sein können, daß anno 1925 noch nicht allzu viele Ärztinnen dafür ausgebildet waren, sich die intimsten und peinlichsten körperlichen Nöte der Frauen anzuhören – auch angesichts der Taktiken, mit welcher das Frauenstudium noch immer hintertrieben wurde. Nachdem die Zulassung von Studentinnen 1908 endlich beschlossen worden war, verlegten sich nicht wenige Professoren auf das Erzählen von sogenannten »heiklen Histörchen« und Herrenwitzen, um die jungen Damen in hold errötende Verlegenheit zu bringen. Viele der ersten Akademikerinnen haben sich später an solche Begebenheiten erinnert.
Überhaupt müssen sie ihren männlichen Kommilitonen geradezu widernatürlich erschienen sein, galt doch noch vor weniger als achtzig Jahren als erwiesen: »Der Schaffenstrieb ist an sich ein männlicher Zug. Die normale Frau hat nicht die Neigung zu gestalten, sie kann eine ihr übertragene Pflicht gewissenhaft erfüllen, aber sie hat dabei nicht den Gedanken ins

Weite zu wirken, sie sucht nicht nach den Zusammenhängen, die ihre Tätigkeit mit dem großen Ganzen verknüpfen, sie sieht über den engen Kreis ihrer Umgebung nicht hinaus.«

Auf ihre engste Umgebung waren alleinstehende Frauen schon aus wirtschaftlichen Gründen nur allzu oft angewiesen. Bis zum Beginn des vergangenen Jahrhunderts war es für die meisten eine Unmöglichkeit, einen eigenen Haushalt zu führen. Als mehr oder weniger gern gesehenes Anhängsel haben viele von ihnen in den Familien der Geschwister gelebt. Ihr Alltag war von dem Bemühen geprägt, sich nützlich zu machen. Käthe Kollwitz hat in ihren Lebenserinnerungen ein solches Dasein anschaulich und liebevoll beschrieben:

> »Im Großelternhaus lebte – zwei Stock hoch – in einer der altmodisch gemütlichen Stuben die Tante Berta. Es war eine Schwester der Großmutter, klein, mit sehr schön geformtem Kopf, uns Kindern schon damals alt vorkommend … Sie besaß den ganzen Goethe in der kleinen Cottaschen Originalausgabe, einen Gipsabguß der Amazonengruppe vor der Nationalgalerie und einen Goethe mit Cellinis Illustrationen … Es war eine kluge alte Jungfer, wie Kinder sie oft gern haben.«

Das klingt so idyllisch und ist doch die Beschreibung einer absoluten Abhängigkeit. Das Recht auf eine eigene Lebensgestaltung haben sich die Frauen erst mühsamst erkämpfen müssen, unter anderem auch gegen die Warnungen der Ärzteschaft vor drohender »Vermännlichung« oder gar Schlimmerem: »Frauen, die nicht so empfinden, sind keine richtigen Frauen, sie tragen nur die äußeren Merkmale des Geschlechtes, aber ihre Seele hat männliche Züge … Ein Verkehr gleichgestimmter Frauen untereinander, bei dem sie sich gegenseitig besuchen und das Leben angenehm machen, ist auffallend selten. Wo er sich findet, liegt ihm eine homoerotische Bindung zugrunde.«

Konnte es nach solchen Beurteilungen denn überhaupt noch eine Form des weiblichen Daseins geben, die gräßlicher war als das Los der ledigen Frau? War eine Steigerung vorstellbar?

»Das böse alte Weib« – Die Frau im Klimakterium

»Wie das Weib körperlich früher schwächer wird und einschrumpft, als der Mann, so vermindern sich auch die psychischen Vermögen eher und daher treten auch die mannigfaltigen Schwächen des Alters in dem zweiten Geschlechte eher hervor, als im männlichen ... so muß das Weib allerdings in dieser Lebensperiode viel von seinem frühern Zauber verlieren, was hinsichtlich des männlichen Greises nicht in gleichem Grade der Fall ist.«

Das Weib wird schrumpelig, der Greis lockt ewig – diese Weisheit gab nicht nur der sächsische Frauenarzt Johann Christian Gottfried Jörg 1832 zum besten. Noch heute ist sie verbreitet – es genügt ein Blick in die Blätter der Regenbogenpresse.

Bei Leopold Raudnitz in der ersten Hälfte des 19. Jahrhunderts zu Prag wird der Alterungsprozeß immerhin auch dem Mann zugeschrieben, wenn auch mit einer kleinen Verzögerung: »Unter günstigsten Umständen beginnt der Mann gegen das 60ste, das Weib aber gegen das 50ste Jahr zu altern.« Das Alter selbst bescherte dann den Frauen eine erstaunliche Verbesserung ihrer gesamten Erscheinung: »Mit dem Verluste der Menstruation verwischt sich auch sein Geschlechtscharakter einigermassen, so daß es sich dem männlichen Geschlechte mehr nähert, sein Charakter wird fester und bestimmter, die ganze Handlungsweise entschiedener, selbstständiger, unternehmender, überhaupt die Individualität in stärkern Zügen ausgebildet.« Im übrigen behandelt Raudnitz in seiner Schrift »Die Gebrechen des Alters und die Art, ihnen zu entgehen, oder Belehrungen, um ein hohes und frohes Alter zu erreichen« nur allzu menschliche Probleme: »Von der Stuhlverstopfung« oder »Von den Hühneraugen«.

Das Tabu der »Wechseljahre« (change of life, l'age critique, climacterium) hing bis in die allerjüngsten Generationen wie eine drohende Wolke über jedem Frauenleben. Es war wie vor der Hochzeitsnacht – die aufgeregte Debütantin vernahm nur ein Tuscheln, erhielt aber nie eine handfeste Information. Von Migräne, Schlafstörungen und Hitzewallungen wurde verstohlen erzählt, deren Symptome furchterregend klingen:

»Am deutlichsten erscheint die ›fliegende Hitze‹ gewöhnlich am Gesichte, Kopfe und Halse, wo sie durch eine plötzliche Röthung und eine überfluthende ›aufsteigende‹ Wärme, die sogenannte ›Brühhitze‹ sich äussert.

Dazu gesellt sich leicht ein spannendes Gefühl, als wollten die Theile platzen. Es zeigt sich eine gewisse Turgescenz, die Augen leuchten und prominiren stärker, der Kopf wird schwer, leicht benommen oder schwindlig, das Gesicht ist wie umflort, das Denken erschwert.«

Dagegen erscheinen die allgemeiner gehaltenen Beschreibungen der Wechseljahre geradezu beruhigend und vertraut abwertend:
»Ende der vierziger Jahre tritt das Weib in das Klimacterium, in die sogenannten Wechseljahre, in denen die sexuellen Functionen erlöschen. Das Weib verblüht und wird jetzt nicht mehr begehrt, weil der – oft unbewusste – Zweck des Begehrens, die Kinderzeugung, mit ihm nicht mehr ausführbar ist.«
So einfach – und logisch – präsentierte sich die Sache also aus männlicher Sicht, auf die es ja wohl ankam. War der »natürliche Beruf des Weibes« die Mutterschaft, dann konnte sich nach dem Erlöschen der entsprechenden Funktionen das Blatt nur zum Schlechteren wenden: »Gleich einem Lichte, dem es an Wachs oder Oel gebricht, erstirbt das höhere Leben des Uterus.« Die Folgen für den weiblichen Körper waren absehbar: »Es welken und verkleinern sich auch zugleich nicht allein die Brüste, sondern es schrumpfen alle die Organe zusammen, welche … durch die productive Thätigkeit in ein höheres Leben versetzt worden sind.« Zeugungsfähigkeit und Begattungswilligkeit hatten den Frauen also wenigstens ein paar Jahre des »höheren Lebens« beschert: »Das frühreife Weib hat durchschnittlich nur 30 Jahre, in denen es vollständig ist.« Mit dem Eintritt ins Klimakterium fand dieser Höhenflug ein jähes Ende: »Schneller als man es zu denken vermag, geht es in körperlicher Beziehung abwärts. Der Fettansatz wird immer stärker, die Runzeln immer tiefer, das Haar immer grauer – das Greisenalter ist da!!« Ab und an gab es eine Ausnahme, wie im klassischen »Handbuch der Frauenkrankheiten« von Karl Schroeder und Max Hofmeier wohlwollend vermerkt: »So trifft man andererseits noch in der Mitte der 50er Jahre vortrefflich konservierte Frauen mit regelmässiger Periode und keiner Spur von senilen Veränderungen an den Genitalien.«
Das gängige Urteil lautete allerdings: »Sehr auffallend ist bei vielen Frauen der mit dem Aufhören der Menstruation sich einstellende Fettansatz.« Solches wurde auch vom Prager Universitätsdozent und »Brunnenarzt in Marienbad« Heinrich Kisch beobachtet und in seiner Studie »Das klimakterische Alter der Frauen in physiologischer und pathologischer Beziehung«, erschienen zu Erlangen 1874, anschaulich beschrieben:

»Starke Fettentwicklung ist eine gewöhnliche Erscheinung im klimakterischen Alter … Das Darniederliegen der Geschlechtsthätigkeit bei Frauen
hat einen unläugbaren Einfluss auf stärkere Entwickelung von Fett, in ähn-
licher Weise wie die Castration des Mannes ihn fettleibig macht … Die Fettentwicklung macht sich besonders im Unterleibe geltend. Er ist bei Frauen
in diesem Alter oft stark hervorgetrieben, in mehrfachen Wulsten herab-
hängend und ruht zum Theile auf den Oberschenkeln.«

> Diese Passagen von Dozent Kisch verdienen durchaus Respekt, hat er doch
> in seinem Vorwort die allgemeine Geringschätzung der Kollegenschaft für
> die Erscheinungen des Klimateriums beklagt: »Als ob das Alter, in wel-
> chem das Weib das Interesse der Gesellschaft verliert, auch kein gynäko-
> logisches Interesse böte!«
> Die Ärztin Anna Fischer-Dückelmann riet ihren Geschlechtsgenossinnen
> ebenfalls eindringlich, »dem Wachsen des Fettbauches sowie zunehmen-
> der Fettleibigkeit entgegenzuwirken mit allen dem Gesamtzustand ent-
> sprechenden Mitteln … Richten wir unser Leben so ein, daß der Übergang
> ins Matronenalter später, langsamer und schmerzlos erfolgt.«
> Leider haben sich die unliebsamen Veränderungen in vielen Fällen aber
> nicht nur auf Äußerlichkeiten beschränkt: »Auch in der Psyche gehen bei
> ungebildeten Personen Veränderungen vor, welche dieselben nicht lie-
> benswürdiger machen, sondern allerdings zu der Meinung beitragen müs-
> sen, welche man allgemein von nicht gebildeten alten Weibern hegt.«
> Man hegte also ganz allgemein eine Meinung, und zwar keine freundliche,
> über »die alten Weiber«. Das klingt nach Distanzierung der Herren Dokto-
> ren vom gemeinen Volksmund – dabei haben bei kaum einem anderen
> Thema die »wissenschaftlichen« Erkenntnisse der Medizin so sehr dazu
> beigetragen, Vorurteile übelster und gehässigster Art zu verfestigen. Über
> alte Frauen wird mit unverhohlenem Ekel gerichtet, der Neurologe Möbius
> ist nur einer von vielen Denunzianten:

»Man betrachte unbefangen das Gros der alten Weiber und denke über das
unwillkürlich gebildete Urteil nach. Es ist bekannt, welche Fülle von Spott
und mißgünstigen Bemerkungen sich seit urdenklichen Zeiten her über die
armen alten Weiber in Versen, Sprüchwörtern und anderweitiger Rede ergossen hat. Sollte das ohne Grund geschehen sein? Man könnte meinen, es
sei ein Ausdruck feindseliger Gesinnung, aber wo sollte diese herkommen?
Der Mann haßt doch das weibliche Geschlecht nicht, es sei denn, daß er

gezwungen ist, mit ihm zu kämpfen. Aber gegen die geschlechtlich nicht mehr tätigen Weiber muß er, von Spezialfällen abgesehen, Gleichgültigkeit oder sogar mit Mitleid gemischtes Wohlwollen empfinden, sie tun ihm nichts mehr, und die Erinnerung an die eigene Mutter sollte jeden zur Milde mahnen. Wenn trotzdem die Volksstimme von ihnen fast nur Übles zu sagen weiß, so müssen wohl ihre eigenen Eigenschaften mit daran schuld sein. Man wirft ihnen vor Aberglauben, Engherzigkeit, Kleinlichkeit, überhaupt Zanksucht, Schwatzhaftigkeit, Klatschsucht, alles Eigenschaften, die auf einen niedrigen Stand der geistigen Fähigkeiten deuten, und eben den erworbenen Schwachsinn des Weibes ausmachen.

Gerechterweise muß man freilich hinzufügen, daß das allgemeine Urteil milder ausfallen würde, wenn die alten Weiber weniger häßlich wären. Häßlich heißt ja hassenswert, und das Volk haßt tatsächlich das Häßliche, wie man an den für häßlich geltenden Tieren sieht. Die boshaften alten Weiber haben auch früher nichts getaugt, man hat ihnen die Bosheit nur nicht angekreidet, solange wie sie körperliche Reize hatten.«

Diesem Buch, es muß einfach daran erinnert werden, hat die Ärzteschaft – mit wenigen Ausnahmen – in ihren offiziellen Organen Beifall gespendet. Frauenarzt Bauer hat ganz ähnliche Beobachtungen bei seinen Patientinnen gemacht: »Die Greisin lügt, weil sie imponieren will.«

Männer bewältigten eben jede Lebenslage besser, warum nicht auch das Alter? In der Schrift »Das Problem der ledigen Frau« kann man dazu nachlesen: »Während in Männerasylen die Greise einträchtiglich auf der Bank vorm Hause zusammensitzen und über ihr vergangenes Leben und was sie von der Gegenwart noch hören und begreifen miteinander reden, stecken die alten Weiblein bei ihren Kochtöpfen und verfolgen mit Neid und Mißgunst, was die anderen tun und treiben, zanken sich, wenn sie zusammenkommen, nach Herzenslust herum und machen sich gegenseitig das Leben schwer, statt es sich zu erleichtern. Nur einzelne gelangen zu der ruhigen Abgeklärtheit des friedlichen Alters, und auch das sind wohl zum großen Teil solche, die einmal einen Mann an ihrer Seite gehabt haben und sich deshalb in das Paradies des Alters, die Erinnerung, flüchten können.«

Und Dozent Kisch zitiert den Kollegen Busch, der zwar offensichtlich den weiblichen Charakter bloßstellen will, dabei aber auch so einiges über die Wesensmerkmale seiner Geschlechtsgenossen preisgibt:

»In der geistigen Sphäre nähert sich das Weib ebenfalls dem Manne. Es verliert seine Gemüthlichkeit, seine Hingebung und Offenheit, wird hart, egoistisch und verschlossen. Wenn das Weib in's Greisenalter tritt und die Würde seines Charakters nicht bewahrt, so kann es tief sinken; es wird alsdann zänkisch, böswillig, rachegierig, grausam und statt die Jugend zu belehren und sich an ihrem Frohsinn zu vergnügen, missgönnt es derselben ihr glückliches Alter, so dass der Mann niemals so sehr sinken kann, als das Weib.«

Zuvor galt es allerdings für die Männer, das sogenannte »gefährliche Alter« der Gattinnen zu ertragen, das durchaus noch eine peinliche »Steigerung des sexuellen Empfindens, des sexuellen Verlangens« mit sich bringen konnte. Sogar Eheschließungen in diesem unschicklichen Alter waren durchaus keine Seltenheit, wie aus Statistikmaterial hervorgeht: »In Preussen betrug 1838 die Zahl der Bräute, welche über 45 Jahre alt waren, 2,583 pCt.« Der Brunnenarzt Heinrich Kisch, der im idyllischen Marienbad wohl so manches während der Kur entflammte Herz erlebt hat, sprach sich strikt gegen derartige Verbindungen aus: »Tritt an den Arzt die Frage heran, ob eine Frau im klimakterischen Alter h e i r a t h e n darf, selbstredend einen jungen oder mindestens potenten Mann, so soll diese Frage aus Rücksicht für die Gesundheit der Frau entschieden verneint werden.« Sein englischer Kollege Tilt hat in dem Werk »Die Hygiene des weiblichen Geschlechtes« ähnliche Bedenken gegen Eheschließungen im hohen Alter nach 45 zartfühlend abgeschwächt:

»Wenn die ›Veränderung‹ des Weibes nach Aufhören der Menstruation zu Stande gekommen ist … so ist nachher kein Bedenken dagegen, dass ein Paar, welches der Freundschaft einen zärtlicheren Namen geben will, sich verheirathe, vorausgesetzt, dass beide Theile in gleichem Verhältnisse im Alter fortgeschritten seien; aber wenn eine frostige Decembernatur sich mit dem blühenden Mai verbindet, so ist dies in der Regel eben so bedenklich für Beider Gesundheit, wie für deren inneres Glück.«

Doch solche Fälle waren die Ausnahme von der Regel, allgemein galten ältere Frauen als »unnütz«, ja es wurde ihnen sogar großmütig das Recht auf Selbstverwirklichung zuerkannt, da sie ja nun keinerlei männlichen Anforderungen mehr genügen konnten: »… und es lässt sich gar nichts dagegen einwenden, dass die Frau sobald sie ihren Beruf als Gattin und

Mutter erfüllt hat und für die weibliche Bestimmung unbrauchbar geworden ist – Blaustrumpf wird.«

So betätigten sich Gynäkologen wieder einmal als Lebensberater und psychologisch einfühlsame Kenner der weiblichen Psyche, denn die Frau »weiß, sie fühlt, daß sie nun in gewisser Beziehung minderwertig wird; sie weiß und empfindet ganz genau, daß sie nur zu bald jedes Anreizes auf den Mann entbehren wird«. War es doch ein Faktum, wie Neurologe Möbius festgestellt hatte, daß Frauen nach einem halben Dutzend Schwangerschaften der jugendliche Schmelz abhanden kam und das berüchtigte »Versimpeln« einsetzte: »Auch bei Denen, die sich in den ersten Jahren der Ehe gut gehalten haben, beginnt der Verfall oft nach einigen Wochenbetten … Die Tatsächlichkeit dieses Versimpelns wird auch vielfach anerkannt.« Und Gynäkologe Bauer assistierte:

> »Jetzt ist die Zeit gekommen, wo die Frau wirklich kein Mittel, kein einziges Mittel unversucht läßt, um sich, ihr Alter, den Zustand des Wechsels zu kaschieren, zu verhüllen. Ja, das gefährliche Alter, es ist wirklich gefährlich, denn es untergräbt den letzten Rest wirklicher Vernunft, der noch im Weib vorhanden gewesen war. Wäre es denn sonst denkbar, logisch erklärlich, daß eine etwa fünfzigjährige Frau es zuwege bringe, wie ein junges Mädchen grellste Farben und die auffallendsten Kleider zu wählen und sich in diesen am wohlsten zu fühlen? Es ist wie ein letztes Erhaschen, ein letztes Festhalten all dessen, was einstmals das Leben des Weibes ausmachte …«

Diesen Zeilen hat Medizinalrat Bauer, Spezialarzt für Gynäkologie in Wien, dem wir an dieser Stelle hoffentlich zum letztenmal begegnen mußten, übrigens die Widmung vorangestellt: »Meiner lieben Frau«. Ob Frau Bauer daraufhin zur Feministin wurde, ist nicht bekannt.

Vielleicht war Frau Medizinalrat Bauer aber auch schon froh, daß sich ihr Mann nicht der Vielweiberei zugewandt hatte. Hat doch Christian von Ehrenfels in seiner Schrift zur »Sexualethik. Grenzfragen des Nerven- und Sexuallebens« noch im Jahr 1907 ernsthaft vorgeschlagen, daß Männer, nachdem ihre Ehefrauen ins Klimakterium und damit in das Stadium der Unfruchtbarkeit eingetreten seien, das Recht haben sollten, sich eine zweite Frau zu nehmen. Denn die Zeugungskraft des Mannes reiche nun einmal in ein weit höheres Alter als die Empfängnisfähigkeit der Frau!

Vielleicht hat Frau Medizinalrat Bauer aber auch nur mit kühlem Kopf ihre Chancen als ältere Dame auf dem Arbeitsmarkt zur ersten Hälfte des vergangenen Jahrhunderts erwogen. Bei Professor Timerding kann man diesbezügliche Informationen einholen:

»Es ist schon durch diese Umstände begründet, daß weibliche Arbeitskräfte nur erwünscht sind, wenn sie in der Zeit ihrer besten Entfaltung stehen. Dazu kommt noch, daß das Äußere der Frau für den Erfolg, den sie im Leben hat, eine entscheidende Rolle spielt, nicht bloß infolge der erotischen Schwingung, die in alle Beziehungen zwischen Mann und Frau hineinklingt, sondern auch da, wo das sexuelle Moment völlig ausgeschaltet scheint.
Eine alte, häßliche Verkäuferin ist selbst in einem Geschäft nicht gern gesehen, wo der Kundenkreis ausschließlich aus Frauen besteht. Eine junge, hübsche, frische Lehrerin wird mit den Kindern leichter fertig als eine alte, garstige Schulspinne. Gar bei allen den Berufen, welche die Frau in unmittelbare Berührung mit dem Manne bringen – denken wir nur an Stenotypistinnen –, haben gealterte, reizlose weibliche Personen große Schwierigkeit anzukommen. Der Mann verlangt junge, lebendige, saubere und gut angezogene Wesen, auch wenn er der ehrsamste und harmloseste Mensch ist. Hat er etwas Hübsches vor sich, so fühlt er sich angeregt, die Arbeit geht leichter vonstatten, etwas Häßliches verschlägt ihm die Stimmung. Auch der Jäger sieht sein Jagdglück gefährdet, wenn ein altes Weib seinen Weg kreuzt.«

Damit war wieder einmal erwiesen, was Ärzte seit Jahrtausenden wußten, daß nämlich die Frauen, ob alt oder jung, am besten hinterm Herd aufgehoben waren: »Je mehr aber das Weib aus dem Schutze des Hauses heraustritt, um so leichter wird es mit den Gesetzen in Konflikt kommen.«

4 Die Frau als Monstrum – von der Kriminalisierung des Weiblichen

»Daß die engsten Wechselbeziehungen zwischen den Geschlechtsorganen des Weibes und seinem Geistesleben, insbesondere auch seiner Kriminalität bestehen, ist in der medizinischen Wissenschaft allgemein anerkannt«, schreibt Siegfried Weinberg 1907 in seiner Studie »Über den Einfluss der Geschlechtsfunktionen auf die weibliche Kriminalität«, die mit entsprechenden Statistiken gespickt ist. Wieder einmal werden unter dem Deckmantel, Milde und eine fragwürdige Nachsicht walten zu lassen, Frauen für geistig und sittlich minderbemittelt erklärt, und zwar die Frauen aller Altersstufen:

> »Wenn wir nunmehr dazu übergehen, die geschlechtliche Laufbahn des Weibes in Beziehung zu setzen mit seiner Kriminalität, so befolgen wir am besten die chronologische Reihenfolge. Wir haben demnach zunächst den Eintritt des jungen Weibes in die Reihe der Geschlechtswesen zu betrachten, die sogenannte Pubertät. Mit der Pubertät beginnt beim Weibe der sogenannte Ovulationsprozeß oder Menstruationsvorgang. Dieser hält normaler Weise während der ganzen geschlechtlichen Laufbahn des Weibes an. Er wird den zweiten Gegenstand unserer Betrachtung bilden. Seine höchste und heiligste Erfüllung findet das Geschlechtsleben des Weibes in seiner Eigenschaft als Gebärerin der kommenden Generation. Die hiermit zusammenhängenden Erscheinungen der Schwangerschaft, des Wochenbettes und der Laktation [der Produktion von Muttermilch] werden den dritten Punkt unserer Untersuchung zu bilden haben. Das Gegenstück zur Pubertät bildet dann schließlich das Erlöschen der weiblichen Geschlechtsfunktionen, die Rückbildung der Geschlechtsorgane, das sogenannte Klimakterium oder die Menopause. Diese wird in letzter Reihe zu betrachten sein.«

Egal also, ob Jungfrau, Mutter oder Matrone, die »geschlechtliche Laufbahn des Weibes« war immer auch eine kriminelle – man erinnere sich in diesem Zusammenhang an die Fachmeinung des Vorstandes der Göttinger

Universitäts-Frauenklinik, Professor Runge, welcher Delikte wie das Schmuggeln an der Grenze als typisch weiblich diagnostiziert hatte. Der Jurist Weinberg wußte dank seiner reichhaltigen Berufserfahrung sogar jedem einzelnen Lebensabschnitt ganz bestimmte Vergehen zuzuordnen, so galt etwa für die Pubertät: »Es sind dies insbesondere die Brandstiftung, der Meineid und die falsche Anschuldigung.«

Ähnlich wie bei der Hysterie wurde auch bei der »Falschanschuldigung« die These von der verminderten weiblichen Zurechnungsfähigkeit dazu benutzt, Frauen zu Denunziantinnen zu zu stempeln, um ihre Vorwürfe nicht ernst nehmen zu müssen: »Das, wenn auch vielfach noch unbewußte, Erwachen des Geschlechtssinnes macht es erklärlich, daß die Mehrzahl der falschen Anschuldigungen, die von den Mädchen in den Entwicklungs- jahren ausgehen, sich also in der Hauptsache auf versuchte Sittlichkeits- verbrechen, wie Notzucht, beziehen.« Mädchen oder junge Frauen, die es wagten, sexuellen Mißbrauch anzuzeigen, wurden also nicht bloß als hysterisch, sondern auch als kriminell veranlagt gebrandmarkt.

Mit der gleichen Kälte haben Gynäkologen immer wieder über Frauen geurteilt, die in jungen Jahren in die Prostitution abglitten. Abhandlun- gen über Prostitution waren ein beliebtes Thema, ob als eigenständi- ges »Werk« oder als »Anhang« zu den allgemein gehaltenen Betrachtungen des jeweiligen Professors. Runge sei hier stellvertretend für viele andere zitiert:

»Die sentimentale Anschauung, dass die Prostituirten stets schuldlose Opfer der Verführung und des Betruges seitens der Männer seien, ist längst widerlegt. Die grosse Literatur über dies Thema, welche den berufensten Federn entstammt, lehrt uns zur Genüge, dass die Prostituirten lasterhafte Mädchen sind, die von der Schande ihres Gewerbes meist keine Vorstellung besitzen ... Es sind bei der Mehrzahl nicht die äusseren Lebensverhält- nisse, sondern es ist die lasterhafte Veranlagung, Arbeitsscheu, Lügenhaf- tigkeit, Vergnügungssucht, die das Weib der Prostitution zutreibt und an sie fesselt.«

Zum Glück waren in Deutschland noch nicht jene Zustände eingerissen, welche Neurologe Möbius bei einem Besuch in Paris entsetzt zur Kenntnis nehmen mußte: »Geht man auf den Straßen, so könnte man denken, die ganze weibliche Bevölkerung bestehe aus Dirnen, aber auch hier sitzen die Guten zu Hause.«

Immer wieder haben die Frauen- und Nervenärzte des beginnenden 20. Jahrhunderts auf ein Werk verwiesen, das europaweit als Klassiker der Deutung der weiblichen Psyche angesehen wurde: »Das Weib als Verbrecherin und Prostituirte« vom italienischen Mediziner und Anthropologen Cesare Lombroso und seinem Schwiegersohn Guglielmo Ferrero, in Originalfassung erschienen 1893. Das unsägliche Buch enthält Kapitel wie »Die geborene Verbrecherin«, »Die geborene Prostituirte« oder »Die hysterische Verbrecherin« und ist mit den Köpfen von »russischen Prostituirten« sowie »französischen, deutschen und italienischen Verbrecherinnen« illustriert. Nach ausgiebigen Schädelvermessungen und Recherchen in Irrenhäusern und Frauengefängnissen kam der Wissenschaftler Lombroso zu dem von der Kollegenschaft gerne wiederholten Schluß: »Frauen sind große Kinder; ihre bösen Triebe sind zahlreicher und mannigfaltiger als beim Manne … Das normale Weib besitzt viele Charakterzüge, durch die es sich dem Verbrecher nähert.«

Noch 1925 wird der sächsische Ministerialdirektor Dr. Erich Wulffen, dem wir Titel wie »Das Kind, sein Wesen und seine Entartung« verdanken, die Frau eine »geborene Sexualverbrecherin« nennen. Ungleich harmloser erscheint angesichts solcher Ungeheuerlichkeiten, was die »Zeitschrift für Kriminalanthropologie« den Mädchen nachsagte, nämlich »maßlos wachsende Gefräßigkeit«.

Hatte das heranwachsende Weib also seinen ersten Lebensabschnitt, geprägt von Gefräßigkeit, Falschanschuldigungen und Brandstiftung, hinter sich gelassen, so wartete nun die »kritischste Zeit« überhaupt, wie Siegfried Weinberg wußte:

> »Wir werden in folgendem erweisen, daß der Einfluß der Menstruation auf das Zustandekommen von Verbrechen ein sehr großer ist … Da wir nun längst gewohnt sind, Geistesleben und körperlichen Organismus als in engen Wechselbeziehungen miteinander stehend anzusehen, und da insbesondere ein inniger Kontakt zwischen den weiblichen Sexualorganen und dem psychischen Leben des Weibes besteht, erscheint es uns selbstverständlich, daß die allmonatliche Revolution im weiblichen Körper auch auf das Geistesleben von größter Bedeutung ist.«

Bei Lombroso kann man ebenfalls nachlesen, weshalb die Frau allmonatlich an der Kippe zur Verbrecherin steht:

»Als die Menstruation anfing, ein Gegenstand des Widerwillens für die Männer zu werden, musste das Weib sie zu verheimlichen suchen, und auch heute noch ist dies Verbergen eine der ersten Lügen, die man sie lehrt; man erzieht sie dazu, ihren Zustand unter Vortäuschung anderer Leiden zu verstecken. Mit anderen Worten heisst das, man zwingt sie dazu, jeden Monat zwei bis drei Tage fortgesetzt zu lügen, was eine periodische Uebung in der Simulation bedeutet.

Nichts ist während der Periode der Menstruation häufiger, als die mit Bosheit und Tücke verbundene Luge, gehässige Verleumdungen und Hetzereien, perfide Anschläge und erfundene Skandalgeschichten.«

(Im Vorwort zu solchen Zeilen hat sich der Verfasser übrigens ohne falsche Vorurteile bedankt: »Wie nützlich das Weib auch sein kann, das habe ich bei der Vorbereitung dieses Buches durch die Mitarbeiterschaft einer Reihe ausgezeichneter Frauen erfahren …«)

In Deutschland hat der Psychiater Richard von Krafft-Ebing ähnliche Beobachtungen zur »Psychosis menstrualis«, publiziert 1902, zusammengefaßt. Während ihrer allmonatlichen Blutungen befinde sich die Frau in einem Zustand »bedeutend gesteigerter Erregbarkeit im zentralen Nervensystem«, was sich in Delikten bis hin zu Diebstahl und Mord niederschlage. Lombroso und Ferrero wollten gar gehäuften Widerstand gegen die Polizei von seiten der Frauen an den gewissen Tagen festgestellt haben. Unter achtzig verhafteten Frauen »fanden« sie einundsiebzig, welche zum Zeitpunkt ihrer Gegenwehr menstruiert hatten. Durch welch demütigenden Verhöre und Handlungen die Herren Wissenschaftler diesen Tatbestand vor über hundert Jahren festgestellt haben wollen, möchte man sich lieber nicht ausmalen. Frauen als »Untersuchungsmaterial« – diese Einstellung hat ihnen bei ihren Inspektionen sicherlich weitergeholfen …

Wie die Brandstiftung und Falschanschuldigung beim pubertierenden Mädchen, so weiß Siegfried Weinberg auch der erwachsenen Frau ihre Schuld zuzuweisen: »Typische Straftat der Menstruierenden ist der Warenhausdiebstahl.« Dieser kühnen These haben sich zahlreiche Kollegen aus Jurisprudenz und Medizin angeschlossen, es existiert eine ansehnliche Literatur zum Thema. Von den Untersuchungen des Pariser Oberarztes Dr. Dubuisson (»Les voleuses des grands magasins« – Die Diebinnen in den großen Warenhäusern) über das Buch von Dr. Laquer (»Der Warenhausdiebstahl«) bis hin zum Aufsatz von einem gewissen Dr. Leppmann (»Über

Diebstähle in den großen Kaufhäusern«). Es ähneln sich nicht nur die Titel, sondern auch der Inhalt: Warenhausdiebstähle und Menstruation seien durch »Zustände von Benommenheit auch bei relativ geistig gesunden Frauen« miteinander verknüpft. Psychiater Krafft-Ebing, einer der angesehensten Vertreter seiner Zunft, plädierte zwar vordergründig für Milde, da ihm die »geistige Integrität des menstruierenden Weibes« fraglich erschien, ließ allerdings gleich beim nächsten Ratschlag die Kälte der herrschenden Strukturen erahnen:

> »Wegen menstrualer Geistesstörung straflos ausgegangene Individuen sind als höchst gemeingefährlich zu betrachten und einer jeweiligen sorgfältigen Überwachung zur menstrualen Zeit bedürftig. Am meisten empfiehlt es sich, sie einer Irrenanstalt zu übergeben, da durch die Pflege und Behandlung in einer solchen eine Genesung erfahrungsgemäß nicht selten erzielt wird.«

Auf Frauen, welche dem menstrualen Irresein durch ein gütiges Schicksal entgangen waren, wartete aber schon die nächste Falle: »Schwangerschaft und Diebstahl« lautete der Titel eines Aufsatzes von Oberarzt Max Fischer, abgedruckt 1904 in der »Allgemeinen Zeitschrift für Psychiatrie«. Demnach würden die zyklusgemäßen Menstruationstermine einer Frau auch während der Schwangerschaft nicht sofort ihre Bedeutung verlieren, »sondern zum mindesten für mehrere Monate auch hier noch Höhepunkte besonderer geistiger Labilität und Debilität darstellen«.

Zum Warenhausdiebstahl gesellten sich nun auch die vielbeschriebenen »Schwangerschaftsgelüste«, welchen Krafft-Ebing unbedingt eine Studie widmen mußte: »Die Gelüste der Schwangeren und ihre gerichtlich-medizinische Bedeutung«.

Siegfried Weinberg waren solche Titel offenkundig zu verschwommen, er wurde lieber konkret: »Die typischen Delikte der Schwangeren sind Diebstahl und Gewalttätigkeitsverbrechen, insbesondere Kindesmord.« Hoffnung war nicht in Sicht: »Mit der Geburt hört die geistige Labilität der Schwangeren nicht auf. Im Gegenteil, sie tritt eigentlich erst in ein besonders akutes Stadium … Der Stehltrieb, der die Schwangere auszeichnet, wird sich wohl auch bei der Wöchnerin finden, wenn er auch hier wegen ihrer Bettlägrigkeit nur selten in Erscheinung tritt.« Wer solches anzweifeln wollte, der braucht laut Empfehlung des Juristen Weinberg nur beim Anthropologen Lombroso nachzuschlagen, der sich wiederum auf die

Tierwelt beruft: »Oft legen sich Hündinnen zur Zeit, wo sie ihre Jungen noch ernähren müssen, zu diesem Zwecke aufs Stehlen.«
Ob bei Hunden oder Menschen, der weibliche Part schien zu kriminellen Handlungen einfach verdammt, nicht einmal das Alter vermochte dieser unheilvollen Laufbahn ein Ende zu setzen:

»Es bleibt noch übrig, nun auch das Abklingen der weiblichen Sexualität, die Rückbildung der Sexualorgane näher zu betrachten … Die körperlichen Vcränderungen während der Wechseljahre sind gewaltige. Wie bei dem Einfluß der Sexualorgane auf das gesamte Nerven- und Geistesleben selbstverständlich, gehen diese Veränderungen an der Psyche des Weibes nicht spurlos vorbei. Diese Spuren sind so erkennbar, daß jene Zeit allgemein die kritische genannt wird. Wie nicht weiter zu verwundern, sind sie auch von Bedeutung für die weibliche Kriminalität … Ein typisches Delikt des Weibes in der ›kritischen Zeit‹ ist die Beleidigung … Der Mangel an Selbstbeherrschung, der das Weib in den Wechseljahren auszeichnet, bringt es auch mit sich, daß es in dieser Zeit besonders leicht der Versuchung zum Diebstahl verfällt.
Immerhin fand Legrand du Saulle unter 56 Warenhausdiebinnen 10 klimakterische Frauen. Nach demselben Autor sind Diebinnen, die Nippessachen, Parfümerien und ähnliches stehlen, oft im Beginn der Wechseljahre.«

Solche verunglimpfenden Verallgemeinerungen lassen uns heute einfach nur den Kopf schütteln. Aber noch die Frauen zu Beginn des vorigen Jahrhunderts waren derartigen Expertisen hilflos ausgeliefert. Es gab keine Anwältinnen, die ihre Fälle vertreten hätten, es gab keine oder kaum Medizinerinnen, die solchem pseudowissenschaftlichen Denunziantentum widersprochen hätten. Ärzte, und hier wiederum ganz besonders Frauenärzte, traten hingegen voller Selbstbewußtsein vor Gericht als Gutachter auf und beeinflußten die Lebensläufe abertausender Frauen – und zwar kaum je zum Besseren.
Auf den bisherigen Seiten dieses Buches ist beschrieben worden, in wie viele unterschiedlichste Rollen Männer die Frauen zu allen Zeiten gedrängt haben: in die Rolle der Verführerin und der Mutter, in die Rolle der Hilflosen und der Verbrecherin, einmal zu stark, dann wieder zu schwach, von Sexualität durchtränkt oder von Frigidität erstarrt. Die Männer selbst bleiben auf seltsame Art im Dunkeln, unangreifbar und nicht zu fassen,

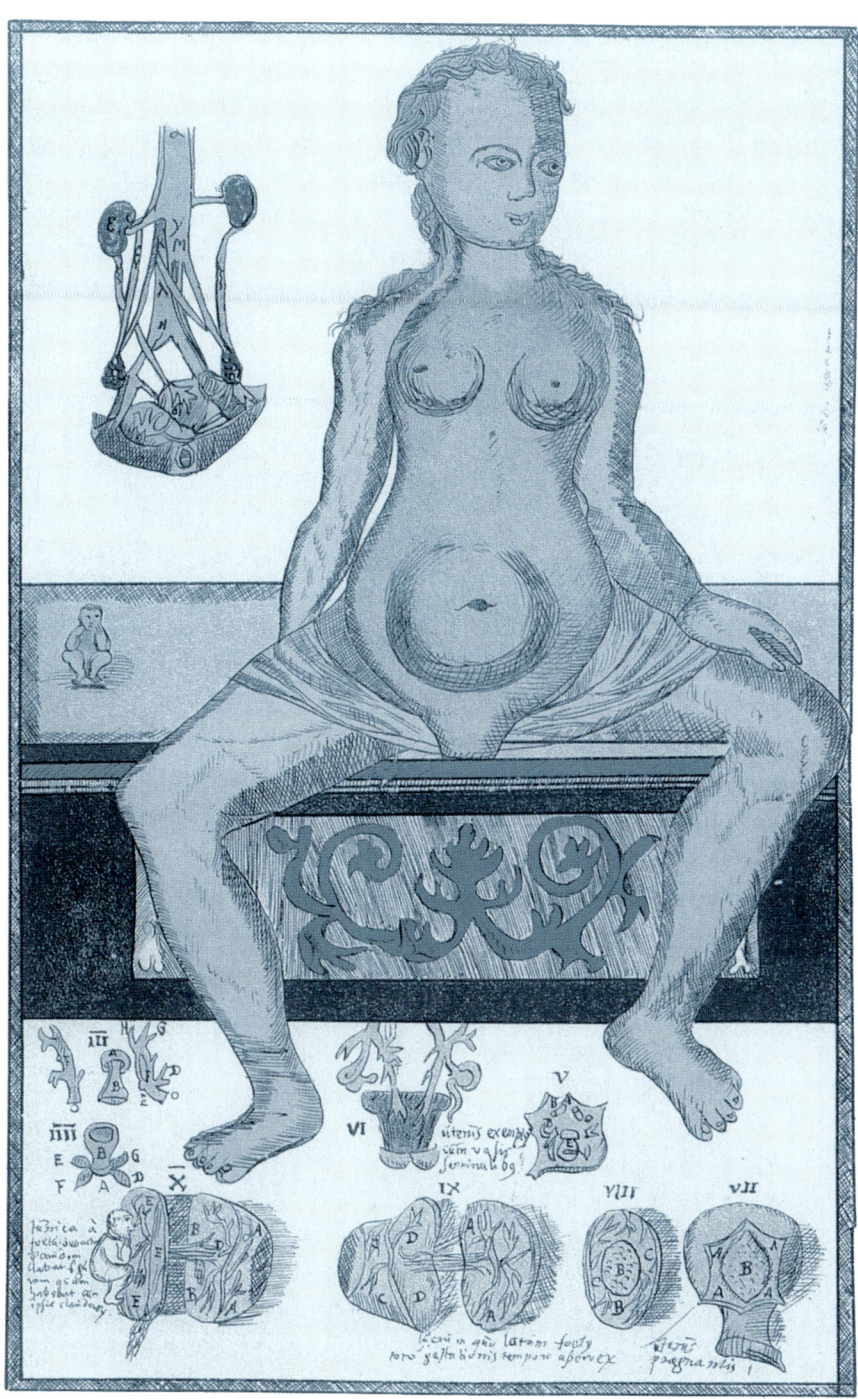

Anatomisches »Einzelblatt«, 1539

Instanzen, die zwar zu richten imstande sind, die sich aber jeglicher Verantwortung zu entziehen vermochten. In keinem anderen Punkt hat dieser Mangel an Solidarität und sehr wohl auch Ehrgefühl für die Frauen solch bittere Folgen gezeitigt wie in den Bereichen von Schwangerschaft und Geburt. In den langen Jahrtausenden, bevor Männer mit Hilfe von Gentests der Vaterschaft zweifelsfrei überführt und zu Unterhaltszahlungen verpflichtet werden konnten, haben sie nur allzu leichtfertig ihre Lust genießen und sich anschließend aus dem Staub machen können. Die geschwängerten Frauen blieben zurück, mit allen Konsequenzen beladen, allein gelassen. Um in den Männern gar nicht erst ein schlechtes Gewissen aufkeimen zu lassen, wurde der Mythos von der Frau als Verführerin von Ärzten wie von Psychiatern und Juristen eifrig gehegt, auch wenn die realen Verhältnisse eine völlig andere Geschichte erzählten. In der Studie »Die geschlechtlich-sittlichen Verhältnisse der evangelischen Landbewohner im Deutschen Reiche«, erschienen zu Leipzig 1897, heißt es:

»Mädchen stehen in fleischlicher Lüsternheit hinter den jungen Leuten nicht zurück, sie lassen sich nur zu gern verführen und gebrauchen, so gern, daß selbst ältere Mädchen mit halbwüchsigen Burschen oft vorliebnehmen, und daß Mädchen oft nacheinander sich mehreren Männern preisgeben. Auch sind es nicht immer die jungen Burschen, von denen die Verführung ausgeht, sondern vielfach sind es die Mädchen, welche die Burschen zum Geschlechtsgenusse an sich locken, wie sie denn auch nicht warten, bis die Knechte sie in ihrer Kammer besuchen, sondern sie gehen zu den Knechten in deren Schlafraum und erwarten sie oft schon in deren Betten.«

So lustig ging es also angeblich in den ländlichen Kammern und am Heuboden zu. Der wirkliche Alltag der Mägde und der Dienstmädchen in der Stadt war geprägt von hoffnungsloser Abhängigkeit und Rechtlosigkeit, die sich sehr wohl auch auf ihre Körper erstreckte. »Wenn man die Schlafgelegenheiten der Mägde bedenkt: ein Bett mit Strohsack hinter einer Holzwand, wo jeder abendliche Heimkehrer des Hauses vorbeikam, so trägt auch dieser Eindruck zum Bild des Mägdedaseins bei als einer Situation unterwürfiger Verfügbarkeit«, schreibt Ingeborg Weber-Kellermann. Hilfe hatten die Mädchen, ob am Land oder in der Stadt, nicht zu erwarten, weder von der eigenen Familie noch vom Dienstherrn, der oft genug der angeblich »Verführte«, in Wirklichkeit aber der Vergewaltiger war. Auf dem

Land war es durchaus üblich, die Sünderinnen durch Eintragungen in ein kirchliches »Bußbuch« wegen außerehelichem Geschlechtsverkehr zu brandmarken, »wobei die Männer sehr viel weniger ins Gerede kamen, aber genug böse Zungen nur allzubald jede ledige Schwangerschaft denunzierten«, so Weber-Kellermann.

Die Frauen bekamen unübersehbar einen dicken Bauch, die zuständigen Väter lösten sich in den meisten Fällen gleichsam in Luft auf. Sanktionen brauchten sie nicht zu befürchten, es genügte in den meisten Fällen, die Frau als Dirne und leichtes Mädchen zu brandmarken. Noch an der Wende zum 19. Jahrhundert wurden sogenannte »Hurenfälle«, also unehelich Schwangere, mit Leibesstrafen belegt, wurden ausgepeitscht, an den Straf-pfahl des jeweiligen Ortes gefesselt oder vor den »Hurenkarn« gespannt. Es wird wohl vorgekommen sein, daß der Kindesvater inmitten der johlenden Menge stand, die sich an solchen Spektakeln ergötzte …

Restriktive Verehelichungsbestimmungen, mit welchen man eigentlich das Anwachsen der verarmten Unterschichten im 18. und 19. Jahrhundert ein-dämmen wollte, haben wohl eher das Gegenteil erreicht. In einem Aus-schreiben des Kurhessischen Staatsministeriums vom 22.12.1823 heißt es:

> »Zur gerichtlichen Ehe-Anzeige sollen diejenigen Mannspersonen, welche eine Heirath beabsichtigen, ohne kundbar oder zufolge glaubhafter Nach-weisung mit einem, die Mittel zur Erhaltung ihrer künftigen Familie gewäh-renden, Vermögen, Dienste, Gewerbe oder Ackerbaue versehen zu seyn, nicht eher zugelassen werden, als bis sie, neben den übrigen gesetzlichen Erfordernissen, eine Bescheinigung des Stadtrathes und beziehungsweise des Kreisamtes über ihre, zu jenem Zwecke genügende, Erwerbsfähigkeit beigebracht haben.«

Wer sollte das verstehen – die Handwerksburschen, Soldaten oder Knechte gewiß nicht, die eine Nacht im Heu verbracht hatten mit einer Frau, deren Namen sie oft nicht einmal erfragt hatten. In ihrem Buch »Der verwaltete Körper« hat Marita Metz-Becker aufgelistet, unter welchen Umständen Schwängerungen stattgefunden haben:

> »Ende Februar ging ich einmal nach Cassel. In dem Wald zwischen Eschen-struth und Kaufungen hat sich ein Mann zu mir gesellt, mit blauem Kittel. Wer derselbe war, weiß ich nicht. Derselbe hat mit mir im Wald den Bei-schlaf vollzogen.«

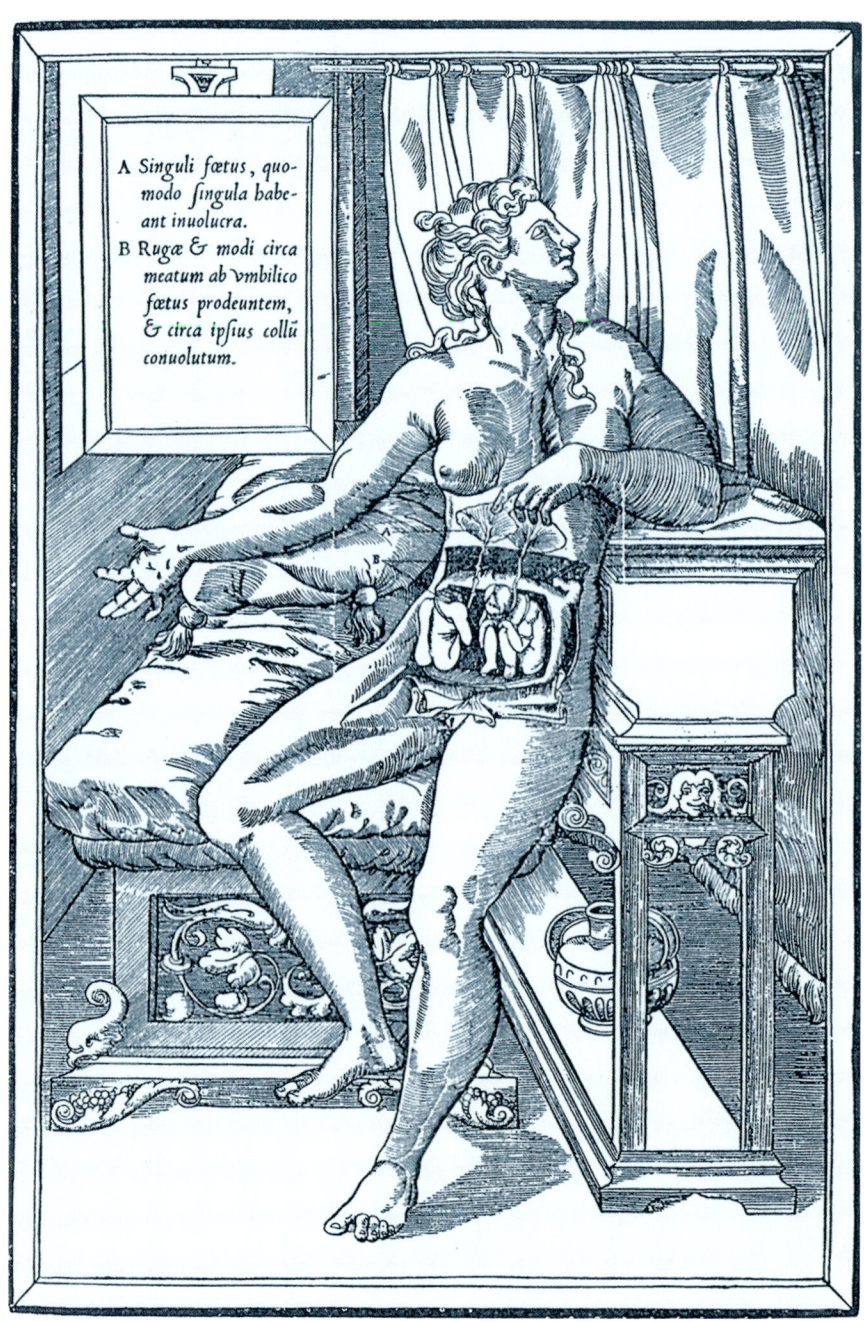

A *Singuli fœtus, quo-*
modo singula habe-
ant inuolucra.
B *Rugæ & modi circa*
meatum ab vmbilico
fœtus prodeuntem,
& circa ipsius collū
conuolutum.

Uterus mit Zwillingen, 1545

»Ich habe mit Mannsleuten weiter Nichts zu thun gehabt, als vor Ostern des Jahres, da hat mich der eine Müllerbursch auf eine Bank geworfen und gegen meinen Willen den Beischlaf vollzogen.«

»Sein Zuname ist mir unbekannt. Er ist nach Amerika ausgewandert und stammte aus dem Rheingau.«

»Etwa acht Tage nach Michaelis habe ich mit einem mir unbekannten Bäckergesellen des Bäcker Klingelhöfer, der sich aber jetzt nicht mehr hier in Marburg befindet, beim Tanz im Dörrschen Locale vor dem Barfüßler Thor 1mal, und zwar beim Nachhausegehen mich fleischlich vermischt.«

Selbstverstandlich bestritt der Bäckergeselle diese Angabe. »Selbst wenn die ganze Dorfgemeinschaft auf der Kirmes gesehen hatte, daß das Paar in der Dunkelheit verschwand, blieben Konsequenzen für den Schwängerer aus«, stellt Marita Metz-Becker sachlich fest.

Elisabeth Seibel hatte mit ihren drei unehelichen Kindern bei einem Schreiner Unterschlupf gefunden. Dieser »habe sie gebraucht, seit sie dort wohne«, er habe sie entweder in den Kuhstall gezogen oder gleich auf der Kellertreppe »gebraucht«. Gertrude Salzmann wurde »nach Michaelistag von dem Artilleristen Kimm geschwängert«. Dieser sagte aus: »Ich habe sie wiederholt beschlafen, zum ersten Mal sehr bald, nachdem wir Bekanntschaft gemacht hatten, aber nicht Abends im Freien, sondern jedes Mal die vier oder fünf Male, die ich sie brauchte, auf meiner Stube.« Allerdings habe sie auch einen »Schützen« gehabt »und sich auch von diesem wiederholt beschlafen lassen«.

Damit war der Artillerist Kimm fein heraus, stand doch Männern die sogenannte »Einrede des Mehrverkehrs« zur Verfügung. Konnte der Frau nachgewiesen werden, daß sie Umgang mit mehreren Männern gehabt hatte, oder war sie bereits zum zweiten Mal unehelich schwanger, so wurde ihre Klage vor Gericht – wenn es denn überhaupt zu einer solchen kam – fast immer abgewiesen:

>»Für eine solche Person darf man gar nicht besorgt seyn, ihr einen Vater auszumitteln. Sie hat kein Recht weder auf den einen noch den andern Anspruch zu machen; weil es nicht ihre Wahl, sondern nur Zufall war, daß sie von dem einen und nicht von dem andern Mutter wurde.«

Frauen der unteren Stände wurden gewiß nicht immer durch Vergewaltigung geschwängert, haben aber ganz sicherlich eine passive, duldende

Rolle innegehabt. Das wird schon durch die Roheit der Sprache belegt, in der über Sexualität gesprochen wird. Die Frauen wurden »gebraucht«, »genöthigt«, »beschlafen«, »geschwängert«, als Mann hatte man sich »fleischlich mit ihnen abgegeben«. Das Objekt der Lust schien austauschbar, wie aus einer Studie über Sittlichkeitsdelikte im 18. und 19. Jahrhundert hervorgeht: »Daß kan ich eben nicht leugnen, daß ich nicht hinter der Stadt was mit ihr zu thun gehabt, ich habe mich aber in der person geirrt, denn wie ich fertig war, bemerkte ich erst, daß es Bielenberg seine dirne sey, vorher aber meinte, daß es Marx Schütt seine tochter war.«

Aber auch in den sogenannten »besseren« Gesellschaftsschichten brauchten die Männer nur in Ausnahmefällen um ihre »Ehre« fürchten, während die der Frau zumeist fürs ganze Leben beschädigt blieb. In der Schrift »Das Problem der ledigen Frau« hat sich Autor Timerding zu diesem Thema ausnahmsweise einen kritischen Blick auf seine Geschlechtsgenossen gestattet:

»Ich kann mich des Eindrucks nicht erwehren, als ob bei den Gesetzgebern, wenn auch unbewußt, die Fürsorge für die Erhaltung der gesellschaftlichen Schichtung eine entscheidende Rolle gespielt habe. Wenn wir an die Verhältnisse im Offiziersstande denken, wo dem außerehelichen Geschlechtsverkehr keinerlei Schranken gesetzt waren, aber sofort die schärfste Kontrolle eingriff, sowie es sich um eine Eheschließung handelte, dann können wir uns, da ja immer das Offizierkorps das Muster und Vorbild für den Beamtenstand bildete, wohl denken, daß in der Gesetzgebung die Anschauungen eines bevorrechteten Standes, der sich rein erhalten will, zur Geltung kamen. Deshalb überließ man ein verführtes armes Mädchen lieber ihrem Schicksal, als daß man durch eine Maßnahme, die den Verführer zur Heirat zwang, ungeeignete weibliche Elemente in die oberen Gesellschaftskreise hineinließ … Der Staat hat alles Mögliche getan, um dem Manne den bequemen Liebesgenuß zu erleichtern.«

Zum Thema Unterhaltspflicht meint derselbe Autor lakonisch: »Die Fälle, in denen der Mann freiwillig Opfer bringt, um den Unterhalt der Frau und der Kinder zu bestreiten, nachdem er sich von ihnen getrennt hat, sind verhältnismäßig selten.«

Auf solche Art und Weise haben viele Frauen ihre Sexualität erlebt oder über sich ergehen lassen, höchstwahrscheinlich auch in der Hoffnung, vielleicht doch noch geheiratet zu werden. Statt dessen sind aber gerade die Schwächsten zumeist nur noch tiefer ins Elend abgerutscht: Schwangerschaft galt als Grund für eine unverzügliche Entlassung aus dem Dienstverhältnis (auch wenn der Schwängerer oft genug gerade der eigene Dienstherr gewesen war), »ohne Widerspruch der Betroffenen«, wie es in einer Kasseler Verordnung über das Gesindewesen von 1851 heißt. Ledige Schwangerschaft galt als anzeigepflichtiges und strafwürdiges Vergehen, das zum Beispiel in Frankfurt zur »Ausweisung aus der Stadt« führen konnte.

Angesichts solcher Lebensumstände, angesichts solcher Erfahrungen von »Liebe« und Sexualität läßt sich die weibliche »Lüsternheit«, welche von den Frauenärzten immer wieder angeführt wurde, nur als Perfidie oder völlige Mißachtung der Situation der Betroffenen deuten. Viele der Frauen der früheren Jahrhunderte waren durch die Not und Entbehrungen ihrer Kindheit gezeichnet, sie waren verkrüppelt oder rachitisch verkrümmt, unterernährt und schlichtweg krank. Geschlechtsverkehr und eheliche Pflichten müssen ihnen eine reine Qual gewesen sein. Der Marburger Frauenarzt und Geburtshelfer Dietrich Wihelm Heinrich Busch hat Patientinnen seiner Anstalt aus den zwanziger Jahren des 19. Jahrhunderts geschildert:

> »Catharina K. aus M., eine 18jährige Erstgeschwängerte, von 3 Fuß und 9 Zoll Größe, sehr schiefbeinig und von wankendem Gange, hatte in ihrer frühern Jugend so bedeutend an Rachitis gelitten, daß sie erst im siebenten Jahre gehen gelernt hatte.«

> »Catharina R. aus H., 33jährige Erstgeschwängerte, von sehr kleinem Wuchse. Sie hatte in ihrer Jugend so stark an Rachitis gelitten, daß sie erst in ihrem 10ten Jahre gehen gelernt hatte; die untern Extremitäten waren besonders kurz und sehr verkrümmt. Die Reise von ihrem Wohnorte zur Entbindungsanstalt hatte sie an einem kurzen Wintertage auf einem hart stoßenden Fuhrwerke zurückgelegt, und kam Abends spät am 6ten Januar, in der Entbindungsanstalt an. Das Becken zeigte sich, wie vorauszusehen war, sehr verbildet.«

> »Eine sehr interessante Geburt war die einer sechszehnjährigen Cretine, welche blödsinnig und beinahe sprachlos war, so daß sie nur lallen konnte. Sie ließ ihre Excremente stets von sich, wo sie sich befand, aß und trank nur, wenn ihr etwas angeboten wurde, und zeigte durchaus keine Teilnahme für ihre Umgebung. Sie war noch unter vier Fuß Höhe, das Becken regelmäßig geformt … und es stellte sich in den sehr kleinen, unentwickelten Brüsten

der kleinen Wöchnerin nur sehr wenig Milch ein, welche auch bald wieder verschwand. Sie zeigte sich durchaus gleichgültig gegen das Kind.«

Oft genug erscheint es schlichtweg unvorstellbar, daß die Frauen überhaupt geschwängert werden konnten, ohne an dem Akt im wahrsten Wortsinn zu zerbrechen:

»Sophie Gräter, die Frau eines Tagelöhners, neun und dreißig Jahre alt, verlangte am 21ten December 1823 meinen geburtshulflichen Beistand. Diese Frau war, wie mir schon bekannt war, seit einigen Jahren außerordentlich verkrüppelt, ob sie gleich in früheren Jahren nicht allein von mehr als mittlerer Größe und vollkommener Gesundheit gewesen war, sondern auch bereits fünf Kinder geboren hatte ... Schon auf den ersten Blick erkannte man die außerordentliche Verkrümmung des Rückgrates, indem der Kopf bis tief über die Brust heruntergesunken schien.«

»Katharina Kniese, vierzig Jahre alt, schlanken Wuchses und mittlerer Größe, die Frau eines höchst armen und rohen Weißbindergesellen ... blieb nach diesem Wochenbette in einem hohen Grade von Schwäche, mit bedeutendem Brustleiden, Schleim- und Blutauswurf, allgemeiner Abmagerung und angeblich rheumatischen Beschwerden verbunden, bis sie endlich zum sechsten Mal schwanger wurde. Diese letzte Schwangerschaft war nur eine Reihe der traurigsten Tage für die Unglückliche, indem die genannten Leiden den höchsten Grad erreichten. Der Husten brachte beständig Erstickungszufälle mit sich, krampfhaftes Erbrechen dauerte Stunden lang fort, Anfälle von Krämpfen der Extremitäten, besonders aber von sardonischem Lachen, kehrten öfter wieder, und die Gliederschmerzen erreichten einen so hohen Grad, daß sie im Anfange der Schwangerschaft sich kaum auf ihren Stock gestützt noch fortschleppen konnte, nach dem dritten Monate aber das Bett ganz hüten mußte, aus welchem sich nur auf Minuten zu entfernen, oder darin umzuwenden für die Leidende höchst schmerzhaft und beschwerlich wurde ... als am 11ten December sie sich im Bette aufrichten wollte, und bei dem Stützen auf den rechten Arm das rechte Schlüsselbein zerbrach.«

Nach solchen Krankengeschichten erscheint es geradezu als Verhöhnung, wenn berühmte Frauenärzte wie Georg Wilhelm Stein den Frauen Enthaltsamkeit predigten. Die Frauen hatten für ihre Männer verfügbar zu sein, »begattungswillig«, andererseits wurde ihnen vorgeworfen, »nicht enthaltsam« gewesen und dadurch die womöglich dutzendste Schwangerschaft selbst verschuldet zu haben. In seiner Antrittsvorlesung von 1783 hat Stein den Fall Maria Sophia Dickscheidt geschildert, welche nach acht Geburten und von einer schmerzhaften Gliederkrankheit sowie einer »üblen Beschaffenheit des Beckens« geplagt, von dem Herrn Professor den wohlmeinenden Rat erhalten hatte ...

> »... nicht wieder in den gleichen Fall zu kommen, weil ich sehr zweifeln müßte, daß sie im Stande seyn werde, noch je ein lebendes Kind zur Welt zu gebären.
>
> So wie indessen die Krankheit nach wie vor nicht nur anhielt, sondern es damit auch immer ärger ward, so unterließ sie nichtsdestoweniger nicht, noch einmal schwanger zu werden, und wollte ein und ein halbes Jahr darauf, im Augustmonate 1779 zum neuntenmale niederkommen. Zu wünschen wäre es freylich gewesen, die Frau hätte bey einer so erbärmlichen Verfassung ihrer körperlichen Gesundheitsumstände sich nie wieder zu der Art ehelicher Pflichten willig finden lassen; allein, aller Gefahr ungeachtet, die ihr beständig vor Augen schweben mußte, und ungeachtet der großen Schmerzen, die sie bey der geringsten Bewegung in ihren untern Gliedmaßen verspürte, und welche sie schon seit mehreren Jahren genöthiget hatten, sich fast beständig zu Bette zu halten, war sie dennoch abermals schwanger geworden.«

Eine Frau, die nach acht Geburten schon bei der geringsten Bewegung große Schmerzen verspürt hat, soll also »willig« ihren ehelichen Pflichten nachgekommen sein – so lautete jedenfalls die Diagnose eines der angesehensten Frauenärzte der damaligen Zeit. In einem anderen Fall lagen die Tatsachen so deutlich, daß sogar die männliche Solidarität ausnahmsweise versagte:

> »Die Ursache des vor der Geburt abgestorbenen Kindes lag offenbar in diesen traurigen Verhältnissen, und wohl hauptsächlich in der Brutalität des Mannes, der nach den eigenen Geständnissen der Frau seine viehischen Begierden selbst noch im letzten Monate der Schwangerschaft durch den ungestümen Coitus zu befriedigen suchte.«

Für die Kirche war die Frau in jedem Fall die »Verführerin«, egal unter welchen Umständen die Schwangerschaft zustande gekommen war. So traf

auch die ganze Härte der gefürchteten kirchlichen Geld- oder Fornika-
tionsstrafen bei lediger Schwangerschaft zumeist die Frauen; die Väter
leugneten einfach oder hatten sich sowieso bereits »nach Amerika« abge-
setzt. In jedem Fall durften sie auf Nachsicht hoffen. »Der die Vaterschaft
leugnende George Günther ist auf Konsistorialbeschluß vom 25ten
November 1825 zum Abendmahl zugelassen worden«, heißt es in einem
kirchlichen Bußverzeichnis von 1825 über den standfesten Sünder. Die
Frau hingegen wurde nach den Namen »der angeblichen Beschwängerer«
befragt, es wurde ihr also unterstellt, mit mehreren Männern verkehrt und
einen liederlichen Lebenswandel gepflegt zu haben.

Da aber die meisten der bitterarmen Mägde oder Dienstmädchen kaum in
der Lage waren, das nötige Geld aufzubringen, um es dem Ortspfarrer als
Buße auszuhändigen, so wurde ihnen die Strafe erlassen, wenn sie sich
bereit erklärten, in einem öffentlichen Gebärhaus niederzukommen. Der
Kreis aus kirchlicher und weltlicher Macht war damit geschlossen, für die
Frauen gab es kein Entrinnen. Die Ärzteschaft hat ohne viel Gewissens-
bisse mitgemacht. Waren es doch bloß »ehrlose Dirnen«, in deren Körpern
sie nun ungehemmt mit Haken, Sonden und Zangen hantieren konnte wie
Eroberer bei der Erforschung von neu entdecktem Land. Solidarität mit
den Frauen und Verständnis für ihre oft verzweifelte Situation haben
gerade die Gynäkologen der vergangenen Jahrhunderte nur in Ausnahmefällen gezeigt; im folgenden wird davon zu berichten sein.

Kindesmörderinnen

Bereits Christus sagt nach Lukas 23, Vers 34: »Vater vergib ihnen, denn sie
wissen nicht, was sie tun!« – so beginnt Klaus O. Bischoff seine Dissertation »Frauenärzte an der Universität Tübingen und ihre gerichtsmedizinische Gutachtertätigkeit im 19. Jahrhundert«, eingereicht ebenda im Jahr
1978.

Selbstverständlich bezieht sich das Zitat nicht auf die vielfältigen Handlungen der Gynäkologenschaft (z. B. das Betäuben von Frauen bei Vaginismus, um den Ehemännern Geschlechtsverkehr zu ermöglichen, auf Strom-
stöße zwischen die Beine, auf sinnlose und grausame Operationen an
Wehrlosen), sondern – erraten – auf den Geisteszustand straffällig gewor-
dener Frauen. »Das weibliche Geschlecht war ursprünglich den Unmün-
digen gleichgestellt«, ist nachzulesen, im Mittelalter bahnte sich dann jene

»Nachsicht« mit Schwangeren an, die auf den vorhergehenden Seiten beschrieben worden ist: »Die Milderung der Strafe bestand meistens darin,
daß dieselbe mit Ruten- und Stockschlägen verschont, aber zur Stadt hin-
ausgewiesen wurden.«

Die Einsamkeit geschwängerter, von den Kindesvätern verlassener Frauen
in den vergangenen Jahrhunderten ist heute nur mehr schwer vorstellbar.
Eine innige Liebesgeschichte wie Goethes »Gretchen« haben wohl nur die
allerwenigsten erlebt gehabt, auch wenn sich der Dichterfürst vom ganz
konkreten Fall der Susanna Margaretha Brandt hat inspirieren lassen, die
1772 in Frankfurt hingerichtet worden war.

Um nicht ein weiteres Kind alleine durchfüttern zu müssen, haben viele
von ihnen Mittel angewandt, deren Kenntnisse jahrhundertealt und die
sogar Gegenstand von Kinderreimen waren:

> »Rosmarin und Thymian
> wächst in unserm Garten.
> Jungfer Ännchen ist die Braut
> kann nicht länger warten.
>
> Petersilie Suppenkraut
> wächst in unserm Garten.
> Mutter gib mir einen Mann
> ich kann nicht länger warten.«

Mit Hilfe von Küchenkräutern haben die Frauen also versucht, Schwangerschaften abzuwenden. »Bei den angegebenen Pflanzen wird davon aus-
gegangen, daß die in ihnen enthaltenen starken ätherischen Öle auf das
noch zarte Eiweiß des sich beim Eisprung lösenden Eies einen solchen
Einfluß nehmen, daß eine Befruchtung verhindert wird«, schreibt Anke
Wolf-Graaf. Der Erfolg muß gering gewesen sein, Angaben über abtrei-
bungsfördernde Abkochungen und Sude wurden dennoch von Generation zu Generation weitergegeben. Als besonders hilfreich und zugleich
lebensgefährlich bei falscher Dosierung galten das Mutterkorn und der
Sadebaum, auch Sevenbaum oder Jungfernpalme benannt. In einem Kräu-
terbuch aus dem Jahr 1694 heißt es:

> »Destilliertes Sevenbaum-Wasser befürdert der Frawenzeit mit Gewalt / und
> den Harn so heftig / daß bißweilen Blut mitgehet: Die todte Frucht treibt

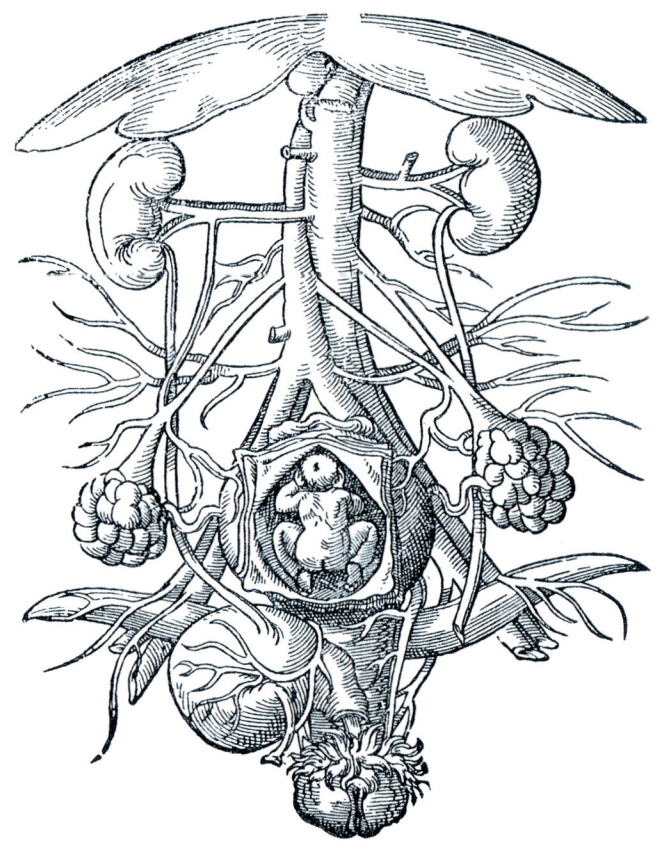

Aus Jacob Rueffs »Hebammenbuch«, 1583

forth / daher die gottlosen Weiber / so in Unzucht schwanger werden / ihre
Kinder im Mutter Leib mörderischer weiß mit Sevenbaum umbringen / und
hernach als tod abtreiben.«

Solche Überlieferungen haben sich bis in unsere Zeit erhalten, in einem
1976 (!) erschienenen Heilkundebuch berichtet der Autor:
»Der Sevenbaum war früher ein berüchtigtes Mittel, um Fehlgeburten auszulösen … Es ist kultur- und sittengeschichtlich bemerkenswert, daß
im Münchener, Züricher und manchem anderen botanischen Garten der
Sevenbaum mit einem hohen Gitter eingefriedet werden mußte, da er
wegen seiner geburtsabtreibenden Wirkung vor den Nachstellungen von

Frauen und Mädchen geschützt werden mußte! Neuanpflanzungen in öffentlichen Gärten sind nun verboten.«

Auch die Männer, welche sich mit den Frauen »fleischlich vermischt« hatten und nun über die lästigen Folgen verärgert waren, haben so manches Gebräu gemischt. Zum Glück haben viele Frauen auf diese plötzliche Anteilnahme mißtrauisch reagiert, so daß die angeblichen Arzneien, »um das Geblüt wieder in Ordnung zu bringen«, oft im letzten Moment als Arsenikgemische oder Vitriolöl, also Schwefelsäure, enttarnt werden konnten. Abtreibungsversuche waren aber zu allen Zeiten nicht bloß auf Kräuterkunde beschränkt, sondern Frauen haben auf grausamste Weise an ihren Körpern hantiert bzw. daran hantieren lassen. Der Ordinarius der Tübinger geburtshilflichen Klinik von 1869 bis 1897, Johann von Säxinger, hat in einem Aufsatz für Maschkas »Handbuch der Gerichtlichen Medizin« klinisch sachlich davon berichtet. Säxinger, der als jovialer und beliebter Lehrer galt, welcher großzügig »sein ganzes Material seinen Schülern zu Untersuchungszwecken zur Verfügung stellte«, ist unter dem Titel »Fruchtabtreibung und Abortus« auf die verschiedensten »Techniken« eingegangen. Am häufigsten sei versucht worden, »den Abortus durch verschiedene spitzige Gegenstände herbeizuführen«, als sicherste Methode wird der »Blasenstich« genannt. Auch das Einspritzen von ätzenden und scharfen chemischen Substanzen in den Uterus ist immer wieder angewendet worden sowie das Ansetzen von Blutegeln, welches der Herr Professor für »ein nicht geeignetes Mittel« hielt. Dafür hat Säxinger an seinem »Material« immer wieder Spuren sogenannter »äußerer Mittel« gefunden: »Zu ihnen gehört, die nicht selten in Anwendung gezogene rohe Art, durch Schläge, Stöße, Fußtritte auf den Bauch der schwangeren Frau oder durch starke Körpererschütterungen überhaupt, wie Sprung von der Höhe herab, die Frucht abzutreiben.«

Wenn alle Versuche ausgeschöpft waren, dann haben sich die betroffenen Frauen häufig in die Verdrängung gerettet. Niemand wollte von ihrem Zustand wissen, sie mußten um Unterkunft und Arbeitsplatz bangen und haben wohl getrachtet, ihre Körper so lange wie möglich zu verhüllen und zu schützen. In der Stunde der Niederkunft sind sie dann zu »stummen Gebärerinnen« (zitiert bei Metz-Becker) geworden, die verzweifelt versuchten, das Geschehen zu verbergen. Völlig auf sich allein gestellt, sind sie viel zu oft in einen Kreislauf aus Verwirrtheit, Erschöpfung und Hoffnungslosigkeit geraten – mit tödlichen Folgen für das Neugeborene.

Der »Kreisphysikus in Darkehmen«, Moritz Freyer, hat in seinem Buch »Die Ohnmacht bei der Geburt vom gerichtsärztlichen Standpunkt«, erschienen in Berlin 1887, detailliert entsprechende Fälle aufgelistet. Im Vorwort ist er auf die Beweggründe für seine Abhandlung eingegangen:

»Ich will den Nachweis erbringen, dass, wenn von Frauenspersonen, die unter der Anklage des Kindesmordes stehen, der Einwand erhoben wird, dass sie in dem Momente der Geburt des Kindes ohnmächtig und deswegen bewusstlos gewesen, folglich aber für das tragische Schicksal desselben nicht verantwortlich seien –, man nicht ohne Weiteres berechtigt ist, einen solchen Einwand von der Hand zu weisen, ja, dass derselbe, speciell in den Fällen heimlicher Geburt, sogar die Wahrscheinlichkeit für sich hat. Denn seltsam! Während man unserer Kriminaljustiz eine ›schwächliche Sentimentalität‹ zum Vorwurf macht, wird in den Verhandlungen wegen Kindesmordes das beregte Entlastungsmoment, dessen Erheblichkeit jedem Laien einleuchtet, vielfach mit einer erstaunlichen Leichtherzigkeit abgethan. Man begrüsst es mit Achselzucken und einem Lächeln, welches andeutet, dass man hier eine alte, bekannte ›Ausrede‹ wiederfinde, und wundert sich, wie die Angeklagte den Gerichtshof für gar so leichtgläubig halten könne. Und der Gerichtshof muss so urtheilen, weil ihm die medicinischen Sachverständigen in der Regel von der Unmöglichkeit, mindestens aber von der Unwahrscheinlichkeit des von der Angeklagten dargestellten Vorganges sprechen werden.«

So deutlich hat sich also ein Arzt über die Mitleidlosigkeit der Richter und seiner eigenen Kollegenschaft im Umgang mit »gefallenen Frauen« geäußert. Es erscheint wie Hohn: Nachdem die Betroffenen gleichsam quer durch alle Instanzen im Stich gelassen worden waren, sind Männer plötzlich wieder für sie in Erscheinung getreten – um zu richten und zu urteilen.
Männer haben diese Frauen »gebraucht« und »beschlafen«, oft genug gegen deren Willen »beschwängert«, haben dann die Vaterschaft geleugnet. Ärzte haben die Hilfesuchenden von der Schwelle gewiesen, soferne sie kein interessantes »Material« abgaben. Marita Metz-Becker hat dazu aus der »Nationalökonomie« des Bruno Hildebrand von 1848 zitiert: »Diesen Winter wurden in Marburg zweimal bei 10 Grad Kälte Kinder auf offener Straße geboren. Die eine Mutter brachte mehrere Stunden lang mit dem nackten neugeborenen Kinde auf den kalten Steinen zu, bis sie endlich im

Entbindungsinstitute unterkam. Der zweite Fall war noch schlimmer: die Mutter fand mit dem eben geborenen Kinde kein Obdach, sondern wurde zur Stadt hinaus gewiesen, und noch ehe sie den nächsten Hof erreichte, war das Kind erfroren.«

Ingeborg Weber-Kellermann hat einen ähnlichen Fall aus Marburg kommentiert, der sich aber auch an jeder anderen Gebärklinik hätte zutragen können: »Wie es um den ethischen Geist der Anstalt stand, geht z. B. aus der Tatsache hervor, daß man die Frau nach ihrer 2. Geburt mehr als 20 km nach Halsdorf zurückwandern ließ, wobei sich das Kleine offenbar tödliche Erfrierungen zuzog.«

Aber niemals sind Ärzte für solche Taten zur Rechenschaft gezogen worden. Ganz im Gegenteil – als Sachverständige sind sie in den Prozessen wegen Kindestötung aufgetreten und haben die Richter in ihrer Urteilsfindung über die »Mörderinnen« bestärkt.

Während sich die Damen der höheren Stände mit lauwarmen Sitzbädern und »Einreibungen von Gänsefette oder einem milden Oele«, wie es der angesehene sächsische Frauenarzt Johann Christian Gottfried Jörg empfahl, auf die Geburtswehen vorbereiteten, hatten die arbeitenden Schichten bis zur letzten Minute ihren schweren Dienst zu versehen.

> »Um 4 Uhr Morgens aufgestanden und gearbeitet. Um 8 Uhr in den Stall gegangen, um $1/2$ 10 Uhr wiedergekehrt. In dieser Zeit hatte sie geboren.«
> »Als ich im Begriff war, das Schweinefutter nach der hinteren Abtheilung des Stalles zu tragen, wurde mir auf einmal unwohl. Ich fühlte, daß mir das Kind aus den Geschlechtstheilen schoss und verfiel in einen ohnmachtähnlichen Zustand.«

83 Seiten lang werden in einem Anhang zur Schrift von Kreisphysikus Moritz Freyer über die »Ohnmacht bei der Geburt« in trockener Juristensprache Schicksale aufgelistet: Bezeichnung der Strafsache, Ort und Datum der Hauptverhandlung, Angaben der Angeschuldigten über ihre Körperstellung während des Gebäraktes, ihren Geisteszustand während des Gebäraktes, ihren Geisteszustand nach dem Gebärakte, den Tod des Kindes, den Sectionsbefund und das ärztliche Urteil sowie schließlich das Strafmaß und sonstige Bemerkungen. Die beklagten Frauen hatten entbunden: Auf den Knien liegend im freien Felde; auf der Erde liegend; auf der Schwelle zum Stall umsinkend; auf freiem Felde am Strohhaufen; auf dem Abtritt sitzend; auf dem Nachtstuhl sitzend; stehend; gegen einen

Balkenträger gelehnt; auf dem Nachtgeschirr sitzend; über dem Eimer stehend; auf einer Streu am Ofen liegend; auf einer Strohschütte liegend; auf dem Schmutzeimer sitzend; auf dem Pflaster des Hofes; sitzend auf einem Torfhaufen; an einer Stallwand lehnend.

So haben Frauen ihre Kinder geboren, unwissend, allein, voller Angst, entdeckt zu werden. Nachsicht schien weder den Gerichten noch der Ärzteschaft angebracht. Zur gleichen Zeit, als angesehene Gynäkologen argumentierten, daß die schwache Konstitution der Frauen höhere Bildung oder gar ein Studium unmöglich mache, da man von anständigen Frauen erwartete, über geschlechtliche Handlungen und Zusammenhänge möglichst ahnungslos zu sein, wurde von den Allerärmsten erwartet, ein Kind alleine zur Welt zu bringen, anschließend fachgerecht abzunabeln und zu versorgen sowie die Nachgeburt abzuwarten. »Will Krämpfe gehabt haben«, heißt es in einem der Protokolle höhnisch. Die Gerichtsärzte des 19. Jahrhunderts haben ohne Erbarmen und ohne Verständnis für die extremen Situationen ihre Gutachten formuliert: »Es ist ja für die Mutter die bequemste Vertheidigungsweise, zu deponiren, wie das Kind jäh aus den Geburtstheilen hervorgeschossen und so schleunigst ohne Zuthun der Mutter umgekommen sei.« Ein anderer Kollege assistiert: »Die Ohnmachts- und Bewusstlosigkeits-Legende spukt meines Erachtens nur in den Köpfen.« Statistische Zahlen der Geburtskliniken von Wien, München oder Tübingen trugen dazu bei, diese Positionen zu untermauern. Geradezu unglaublich verständnisvoll klingen hingegen die Worte, die Professor Hohl für sein »Lehrbuch der Geburtshilfe«, erschienen zu Halle 1855, gefunden hat:

»Wir haben bemerkt, dass das Weib bei dem Beginn der Geburt von Unruhe und Angst ergriffen werde, und es in ihr liege, gleich den Thieren, die einen verborgenen Ort aufsuchen, sich zurückzuziehen; um wie viel mehr wird eine unglückliche Schwangere, welche weiss, dass die Geburt den Schleier lüftet, den sie bisher über ihren Fall gedeckt hat, weiss, dass mit der Geburt ihre Existenz vernichtet ist und sich ein kümmerliches Leben für sie und ihr Kind eröffnet, weiss, dass sie von allen Seiten mit Vorwürfen, vielleicht auch mit Hohn und Spott überschüttet wird, aber von keiner Seite ein Wort der Beruhigung vernimmt, sich in ihrer Unruhe und Angst an einen stillen Ort zurückziehen … So nun sich selbst überlassen, a l l e i n in einer jämmerlichen Lage, genöthigt, die sich steigernden Schmerzen mit aller Macht zu unterdrücken, gezwungen, die Geburt in dem kurzen Augenblick ihres

Abkommens möglichst durch Drängen und Pressen abzukürzen, wohl wissend, dass der erste Laut des Kindes sie verräth, hoffend, dass kein Leben ihm einwohne, muss sie im letzten Moment des Gebärens in einen Zustand von Exaltation kommen, der ihre Sinne leicht verwirren, ihr das Bewußtsein rauben, sie in Manie setzen kann.«

Solche einfühlsamen Worte waren aber seltene Ausnahmen von der Regel. Für die Gesellschaft galt es nämlich als durchaus ehrenwerte Handlung, eine Mutter mit ihrem Säugling ins Schneetreiben zu schicken, aber als sündhaftes Vergehen ohne Anspruch auf Reue, wenn eine Frau ihr Neugeborenes, für das sie nicht die geringste Zukunftschance sah, nach der Geburt erstickte, ertränkte oder einfach zurückließ:

>»Ich that dieses weil ich dachte, so dem Kind die arme Seele zu retten.«
>»Weil ich glaubte, es wäre dort besser aufgehoben als hier, wo es mit der Armuth zu kämpfen gehabt.«

Freisprüche wurden nur in allerseltensten Fällen ausgesprochen, zumeist erhielten die Frauen langjährige Freiheitsstrafen, verbunden mit »Ehrverlust«, bis hin zu lebenslangem Kerker, auch wenn ihre anderen Kinder dadurch allein zurückblieben. Oft war es den aus einfachsten Verhältnissen stammenden Angeklagten gar nicht möglich, der mit medizinischen und juristischen Fachausdrücken gespickten Verhandlung zu folgen, sich gar zu verteidigen oder den Wortlaut der Urteilsverkündung zu verstehen. Von der Angeklagten Magdalena Kümmel wird berichtet, daß sie das Todesurteil völlig gleichgültig hinnahm und den Richter nur fragte, wann sie denn wieder zu ihrem unversorgten Kinde nach Hause gehen dürfe.

Die Mitverantwortung der Väter wird in keinem einzigen Fall angesprochen, selbst wenn sie offenkundig an der Kindestötung beteiligt waren. Eine fünfundzwanzigjährige Angeklagte gibt an, ihr sei »schon tagüber viel Blut abgegangen. Ich hörte die Uhr noch 2 schlagen und erst wieder 5 schlagen. Ich nehme an, dass ich in der Zwischenzeit ohnmächtig gewesen bin.« Einer Mitgefangenen vertraut sie an: »Der Bräutigam habe noch 2mal den Beischlaf vollzogen, dann an ihrem Unterleibe herumhantirt und das Kind bis zum halben Kopf hervorgezogen. Hierauf sei sie in Ohnmacht gefallen.« Während der Hauptverhandlung fügt die Angeklagte noch hinzu, »dass bei ihrem Erwachen der Bräutigam neben ihrem Bette gesessen und eine ›Lischke‹ [Schachtel] zum Hineinthun des Kindes in Bereitschaft gehalten habe«.

Die Angeklagte wurde wegen Kindesmordes mit vier Jahren Gefängnis bestraft und ist damit noch relativ glimpflich davongekommen. Der Bräutigam ging als freier Mann nach Hause, so er es der Mühe wert gefunden hatte, der Verhandlung beizuwohnen.

Mit solch verschiedenem Maß ist gerichtet worden. Männer drangen in die Körper der Frauen ein, um sie zu »benutzen«, um ihre Lust zu stillen oder ihren Forschergeist zu befriedigen. Die Frauen hatten stillzuhalten. Sie mußten es hinnehmen, wenn mit scharfen und spitzen Instrumenten an und in ihnen hantiert wurde, und sie mußten es hinnehmen, wenn Ärzte herabwürdigende Theorien über ihren geistigen und sittlichen Zustand kundtaten. Der seltsame Drang der Gynäkologen, nicht nur über ihre kranken Patientinnen zu befinden, sondern stets auch über das »Weib an sich« hat den Frauen quer durch die Jahrhunderte wahrscheinlich mehr Schaden zugefügt als alle Experimente und Schnitte, die sie an ihren Körpern zu erdulden hatten.

»Wir überschätzen das Weib als Zeugin, behandeln es zu hart als Angeklagte«, hat der hochangesehene Arzt Julius P. Möbius zu Beginn des 20. Jahrhunderts geschrieben, eine Zeile, die nach den Schilderungen des letzten Kapitels wie Verhöhnung klingt. Die Schriftstellerin und Frauenrechtlerin Hedwig Dohm hat Möbius und ähnlichen »Wissenschaftlern« als eine der ganz wenigen zu widersprechen gewagt und Spott, Hohn und Drohbriefe bis ins hohe Alter dafür geerntet.

Ihre Enkelin Katja Pringsheim vermählte sich im Februar 1905 mit einem hoffnungsvollen und ehrgeizigen jungen Schriftsteller namens Thomas Mann. Als es das erste Kind erwartete, stattete das junge Paar Hedwig Dohm einen Besuch ab.

»Na, Tommy, was wünschst du dir nun, Junge oder Mädchen?«, habe Großmutter Dohm ihren Ehemann gefragt, wird sich Katja Mann später in ihren »Ungeschriebenen Memoiren« erinnern. Mehr als zweitausend Jahre waren vergangen, seitdem Aristoteles die Frau als halbfertiges Wesen definiert hatte. Thomas Mann, der spätere Nobelpreisträger für Literatur, antwortete: »Natürlich einen Jungen. Ein Mädchen ist doch nichts Ernsthaftes.«

Katja Mann bekam dann ein Mädchen, das erste von sechs Kindern: »Ich war sehr verärgert. Ich war immer verärgert, wenn ich ein Mädchen bekam, warum, weiß ich nicht.«

Literatur

Ashwell, Samuel: Praktisches Handbuch über die Krankheiten des weiblichen Geschlechts. Leipzig 1854

Badinter, Elisabeth: Die Mutterliebe. Geschichte eines Gefühls vom 17. Jahrhundert bis heute. München 1984

Battisti, Bartholomäus von: Abhandlung von den Krankheiten des schönen Geschlechts, 1784

Bauer, Bernhard: Wie bist du, Weib? Betrachtungen über Körper, Seele, Sexualleben und Erotik des Weibes. Mit einem Anhange: Die Prostitution. Wien/Leipzig/München 1925

Beigel, Hermann: Atlas der Frauen-Krankheiten. Stuttgart 1876

Berger, Emil/Loewy, Robert: Über Augenerkrankungen sexuellen Ursprunges bei Frauen. Wiesbaden 1906

Bischoff, Klaus O.: Frauenärzte an der Universität Tübingen und ihre gerichtsmedizinische Gutachtertätigkeit im 19. Jahrhundert. Tübingen 1978

Bischoff, Theodor L. W. von: Das Studium und die Ausübung der Medicin durch Frauen. München 1872

Böhm, Max: Lehrbuch der Naturheilmethode. Die Krankheiten der Frauen. Chemnitz 1897

Diepgen, Paul: Die Betätigung des Mannes als Frauenarzt von den ältesten Zeiten bis zum Ausgang des Mittelalters. Sonderabdruck aus dem Zentralblatt für Gynäkologie von 1920

Ders.: Die Kulturgeschichte der Frau und die Frauenheilkunde. Sonderdruck aus »Archiv für Gynäkologie«, Berlin 1941/42

Ders.: Romantische Einflüsse auf die deutsche Frauenheilkunde. Sonderabdruck aus dem Zentralblatt für Gynäkologie. Leipzig 1941

Ders.: Die gynäkologischen Kenntnisse des Mittelalters. Sonderabdruck aus: Beiträge zur Geburtshilfe und Gynaekologie. Leipzig 1911

Ders.: Die Frauenheilkunde des Paracelsus. Abgedruckt in: Hippokrates

Döderlein, Albert: Der Wandel der Geburtshilfe in den 50 Jahren des Bestehens der deutschen Gesellschaft für Gynäkologie. Münchner Medizinische Wochenschrift. München 1935

Döderlein, Gustav: Bernhard Sigmund Schultze-Jena 1827–1919. Abgedruckt in:

Wissenschaftliche Zeitschrift der Friedrich-Schiller-Universität Jena. Jena 1957/58

Fischer-Dückelmann, Anna: Die Frau als Hausärztin. München/Wien 1921

Fischer-Homberger, Esther: Krankheit Frau. Zur Geschichte der Einbildungen. Darmstadt/Neuwied 1984

Fleckles, Leopold: Die herrschenden Krankheiten des schönen Geschlechtes in der Blüthe des Lebens in großen Städten. Wien 1832

Freyer, Moritz: Die Ohnmacht bei der Geburt vom gerichtsärztlichen Standpunkt. Berlin 1887

Grabner, Elfriede: Gebärmutterkröte und Stachelkugel. Bildsymbolik und Votivbrauch bei Unterleibsleiden. Abgedruckt in: Österreichische Ärztezeitung, Heft 12/1982

Hamann, Brigitte: Elisabeth. Kaiserin wider Willen. Wien/München, 1982

Hering, Sabine/Maierhof, Gudrun: Die unpäßliche Frau. Sozialgeschichte der Menstruation und Hygiene 1860–1995. Pfaffenweiler 1991

Janssen-Jurreit, Marielouise: Sexismus. Über die Abtreibung der Frauenfrage. München/Wien 1976

Jörg, Johann Christian Gottfried: Handbuch der Krankheiten des Weibes nebst einer Einleitung in die Physiologie und Psychologie des weiblichen Organismus. Reutlingen 1832

Ders.: Diätetische Belehrungen für Schwangere, Gebärende und Wöchnerinnen, welche sich als solche wohl befinden wollen. In zehn an gebildete Frauen gehaltenen Vorlesungen. Leipzig 1826

Kirchhoff, Heinz: Die Gebärhaltung der Frau von der Prähistorie bis auf den heutigen Tag. Göttingen 1976

Kisch, Heinrich: Das klimakterische Alter der Frauen in physiologischer und pathologischer Beziehung. Eine Monographie. Erlangen 1874

Kiwisch, Franz A.: Ritter von Rotterau, Die Geburtskunde mit Einschluss der Lehre von den übrigen Fortpflanzungsvorgängen im weiblichen Organismus. Band I und II. Erlangen 1851

Kraatz, Helmut: Zwischen Klinik und Hörsaal. Berlin(Ost) 1981

Lesky, Erna: Wegmarken der Frauenheilkunde. Salzburg 1976

Lewandowsky, Max: Die Hysterie. Berlin 1914

Lombroso, Cesare/Ferrero, Guglielmo: Das Weib als Verbrecherin und Prostituirte. Anthropologische Studien, gegründet auf eine Darstellung der Biologie und Psychologie des normalen Weibes. Hamburg 1894

Magnus, Albertus: Daraus man alle Heimlikeit deß Weiblichen geschlechts erkennen kan, Deßgleichen von ihrer Geburt, sampt mancherley arzney der Kreuter. Getruckt zu Franckfurt am Mayn 1691

Mann, Katia: Meine ungeschriebenen Memoiren. Frankfurt am Main 1976

Mayer, August: 50 Jahre selbst erlebte Gynäkologie. München 1961

Metz-Becker, Marita: Der verwaltete Körper. Die Medikalisierung schwangerer Frauen in den Gebärhäusern des frühen 19. Jahrhunderts. Frankfurt am Main 1997

Meyer, Philippe: Das Kind und die Staatsräson oder die Verstaatlichung der Familie. Ein historisch-soziologischer Essay. Reinbek bei Hamburg 1981

Möbius, Paul Julius: Ueber den physiologischen Schwachsinn des Weibes. Halle 1912

Murken, Axel: Zur Entwicklung der geburtshilflich-gynäkologischen Kliniken in Deutschland von 1751–1900. Abgedruckt in: »Das Krankenhaus« Nr. 6/1971

Oefele, Felix: Die nichtpathologische Gynaekologie der alten Aegypter. Bad Neuenahr 1894

Placzek, Siegfried: Das Geschlechtsleben der Hysterischen. Eine medizinische, soziologische und forensische Studie. Bonn 1919

Raudnitz, Leopold: Die Kunst, den Krankheiten, welche Mädchen in ihren Blüthejahren bedrohen, vorzubeugen. Ein unentbehrliches diätetisches Handbuch für Mütter, denen das Wohl ihrer Töchter am Herzen liegt. Prag 1841

Rosenthal, Carl Oskar: Zur geburtshilflich-gynaekologischen Betätigung des Mannes bis zum Ausgange des 16. Jahrhunderts. Abgedruckt in: JANUS, Archives internationales pour l'Histoire de la Médicine et la Géographie Médicale. Leyden 1923

Runge, Max: Das Weib in seiner geschlechtlichen Eigenart. Berlin 1900

Scanzoni, Friedrich Wilhelm: Die Krankheiten der weiblichen Brüste und Harnwerkzeuge, so wie die dem Weibe eigenthümlichen Nerven- und Geisteskrankheiten. In: Klinische Vorträge über specielle Pathologie und Therapie der Krankheiten des weiblichen Geschlechtes. Von Franz A. Kiwisch, Ritter von Rotterau. Prag 1859

Schaeffer, Oskar: Atlas und Grundriss der Gynäkologie. München 1896

Schauta, Friedrich: Ueber den Zusammenhang der Gynäkologie mit den übrigen Fächern der Gesamtmedizin. Eröffnungs-Vorlesung, gehalten am 12. October 1891, bei der Uebernahme der I. geburtshilflichen Lehrkanzel in Wien. Wien 1891

Schroeder, Karl: Handbuch der Frauenkrankheiten. Bearbeitet von Max Hofmeier. Leipzig 1908

Schultze, Bernhard Sigmund: Lehrbuch der Hebammenkunst. Leipzig 1904

Schwanitz, Dietrich: Männer. Eine Spezies wird besichtigt. Frankfurt am Main 2001

Steudel, Johannes: Heilkundige Frauen des Abendlandes. Abgedruckt in: Zentralblatt für Gynäkologie 1959, Heft 8

Stur, Johann: Die Leistungen von Georg Prochaska (1749–1820) für die Gynäkologie. Sonderabdruck aus: Archiv für Gynäkologie. Organ der deutschen Gesellschaft für Gynäkologie. Berlin 1932

Sullerot, Evelyne: Die emanzipierte Sklavin. Geschichte und Soziologie der Frauenarbeit. Wien/Köln/Graz 1972

Temesváry, Rudolf: Ueber die Anwendung der Elektrizität bei Frauenkrankheiten. Beilage zur »Internationalen Klinischen Rundschau« 1890

Timerding, H. E.: Das Problem der ledigen Frau. In: Abhandlungen auf dem Gebiete der Sexualforschung, Band IV, Heft 4. Bonn 1925

Trefurt, Johann Heinrich Christoph: Abhandlungen und Erfahrungen aus dem Gebiete der Geburtshülfe und der Weiber-Krankheiten. Göttingen 1844

Weber-Kellermann, Ingeborg: Frauenleben im 19. Jahrhundert. München 1983

Weinberg, Siegfried: Über den Einfluss der Geschlechtsfunktionen auf die weibliche Kriminalität. Halle 1907

Weindler, Fritz: Geschichte der gynäkologisch-anatomischen Abbildung. Dresden 1908

Wolf-Graaf, Anke: Die verborgene Geschichte der Frauenarbeit. Weinheim/Basel 1983

Warum läßt man die Frauen in der Rückenlage gebären? Anonym. Leipzig 1868